BELLA FJÄRIL

PS: ich lebe noch
- Wenn die Hoffnung alles ist,
was bleibt

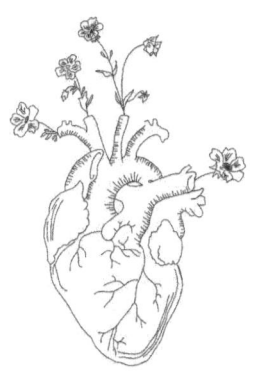

Irgendwas zwischen
hoffen und verzweifeln. ♡

Wenn sich das Leben von jetzt auf gleich um 360 Grad wendet und plötzlich nichts mehr ist, wie es einmal war, dann bleibt einem nichts als die Hoffnung, dass alles irgendwann besser wird, die einen tagtäglich über Wasser hält.

Ich schreibe dieses Buch in der Hoffnung, einige Geschehnisse, die mir selbst widerfahren sind, besser verarbeiten und daraus neue Kraft schöpfen zu können. Darüber hinaus möchte ich zeigen, dass nichts im Leben selbstverständlich ist und es sich lohnt, auch mal einen anderen Blick auf die Dinge zu werfen.

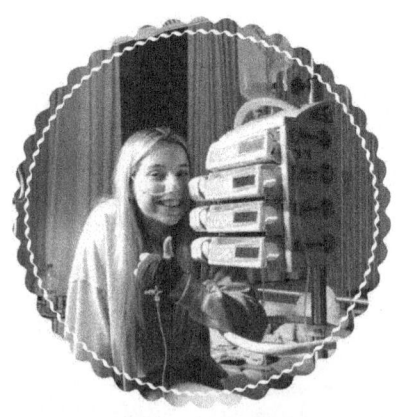

>>Auch wenn alles verloren

scheint, ist die

Hoffnung

immer das, was

bleibt.<<

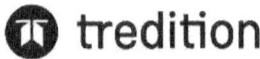
tredition

© 2021 Bella Fjäril
Umschlag, Illustration: Bella Fjäril

Druck und Distribution im Auftrag der Autorin:
tredition GmbH, Halenreie 40-44, 22359 Hamburg,
Deutschland

ISBN
Paperback   ISBN: 978-3-347-51356-3
Hardcover   ISBN: 978-3-347-51357-0
E-Book   ISBN: 978-3-347-51453-9

Die Achtsamkeitsseiten sind inspiriert von „Achtsamkeit für dich, good vibes
only - Karma-Kärtchen, arsEdition."

Inhaltsverzeichnis

Ich möchte vorab darauf **hinweisen**, dass es in diesem Buch unter anderem um sehr sensible Themen, wie *Krankheit*, *Sterben* sowie *Tod* geht.

Wer mit diesen Themen nicht umgehen kann, sollte für sich selbst abwägen, ob er die folgenden Zeilen lesen möchte bzw. sollte oder nicht.

Worte der Autorin:

Das Vorwort ist ein von mir geschriebener Bericht, den ich bereits für den Bundesverband Herzkranke Kinder geschrieben und veröffentlicht habe.

In diesem Buch nehme ich euch mit auf die Reise eines jungen Mädchens, das von heute auf morgen schwer krank wird und ihr Leben um hundertachtzig Grad umkrempeln muss.

Zwischendrin findet sie einige wertvolle Lebensweisheiten, die sie den Lesern und Leserinnen aus der Krankheit heraus offenbart und ihnen vor Augen führt, wie zerbrechlich das Leben doch letztendlich ist.

Die Geschichte des Mädchens spiegelt -in einer Teils abgewandelten Form- einen Teil meiner eigenen Geschichte und meines Leidensweges wider und versucht Worte für Geschehnisse und Gedanken zu finden, die sonst schier nie in Worte zu fassen waren und die sich Außenstehende wohl selbst mit exorbitanter Vorstellungskraft nur schwer imaginieren können, solange sie es nicht am eigenen Leib erlebt haben. Kranksein bedeutet nämlich so viel mehr, als es sich die meisten vorstellen können. Es ist ein Vollzeitjob und eine Existenz voller Ungewissheit. Es ist ein ständiger Kampf gegen den eigenen Körper, den man trotzdem irgendwie nicht auf der Strecke lassen darf.

Antonia, das Mädchen in der Geschichte im Buch, ist oft am Rande der Verzweiflung und alles scheint gegen sie zu sein. Doch ganz gleich wie aussichtslos alles auch immer wieder scheint, so bleibt ihr doch immer noch die Hoffnung.

Die Hoffnung, die sie so lange über Wasser hält. Genauso wie besondere »Herzensmenschen« an ihrer Seite, die diesen steinigen Weg mit ihr bestreiten und durch sie, ihr eigenes Leben wiederum mehr zu schätzen lernen.

Die geringe Schwelle zwischen Leben und Tod sowie Leid und Freud, sind stetiger Begleiter des Mädchens und verleiben ihr eine völlig andere Sichtweise auf die Welt ein.

Nichts im Leben ist selbstverständlich und genau mit dieser Erkenntnis beginnt der Reichtum eines Jeden. Dies muss man manchmal leider erst auf tragische Weise erfahren.

Das hier wird mit Sicherheit kein epischer Bestseller-Roman werden und das soll es auch gar nicht. Denn es geht hierbei um so viel mehr für mich. Es ist ein Verarbeiten, ein (teilweise)

Loslassen und vor allem ein Akzeptieren, das als Quintessenz des Ganzen für mich hervorgehen soll.

Das Buch ist beabsichtigt nicht als klassische Autobiographie geschrieben, da es in diesem Buch nicht um mich gehen soll, sondern ich den Leser:innen ermöglichen möchte, in die Perspektive der Hauptprotagonistin einzutauchen und ihre Sicht auf die Welt, damit aber auch ihre Gedanken, Ängste und Sorgen, in Bezug auf die Krankheit, besser zu verstehen und nachvollziehen zu können. Sowohl für selbst Betroffene, als auch für Außenstehende.

Woher soll man als gesunder beziehungsweise nicht betroffener Mensch schließlich sonst wissen, wie sich jemand fühlt, der einen vermeintlich aussichtslosen Kampf zwischen Leben und Tod führt und zwischendrin versucht, noch etwas Lebensluft abzubekommen?

Für den ein oder anderen ist in diesem Buch vielleicht eine Portion zu viel »Gejammer«, eine Portion zu viel Wehmut, eine Portion zu viel Reflexion, aber dann ist es wohl auch gleichsam eine Portion zu viel Ehrlichkeit. Nicht jeder geht gleich mit solch einer Lebenssituation beziehungsweise Herausforderung um und das ist okay. Manche machen vielleicht alles mit sich selbst aus, während andere offen und ehrlich über ihre Ängste und Gefühle sprechen. Jammern tue ich in der Gegenwart anderer eigentlich auch nur ungern, weswegen ich dafür lieber geschriebene, verstummte Worte heranziehe, um meinen Gedanken freien Lauf zu lassen.

Auch wenn es vielleicht keine typische, spannungsaufbauende Erzählung ist, ist es ein realitätsnaher Zusammenschnitt, aus einzelnen Erlebnissen und Begegnungen, die mich positiv, als auch negativ immens geprägt und geformt haben. Sie alle sind unter anderem nur ein kleiner, aber bedeutender Ausschnitt meines Leidens- und Lebensweges und Teil bestimmter Kapitel dessen, weswegen sie dementsprechend auch einen kohärenten Platz in den einzelnen Kapiteln finden werden.

Zwischen all den Geschehnissen, die zum Teil wie ein schlechter Film klingen mögen, werden die Leser und Leserinnen unausweichlich merken, dass sich immer wieder einige Zitate einschleichen. In meiner Not und Verzweiflung versuchte ich, wie so viele, immer wieder irgendwelche neunmalklugen Philosophen und andere Dichter oder Schriftsteller zu zitieren und mich an deren

Lebensweisheiten, mit zum Teil einem immensen Wahrheitsgehalt, festzuklammern und äußerst grausame Dinge in ein vermeintliches Gegenteil zu verkehren. Gar nicht so einfach, wenn man von so vielen extremen Gefühlen eingenommen wird und doch mein leiser Versuch, den Widrigkeiten des Lebens zu entkommen. Das ist mal mehr und mal weniger geglückt, würde ich sagen und doch bin ich ein Fan von solchen - nicht ganz so abgedroschenen - Zitaten, die einem durchaus die subjektive Sichtweise wieder etwas zurechtrücken können.

Der Inhalt dieses Buches basiert auf einer wahren Geschichte. Einige Dinge wurden jedoch zum Beispiel vor allem in der Chronologie der Geschehnisse, im Vergleich zu meinem echten Leben, beabsichtigt verändert. Ebenso wie Namen, Daten oder Orte. Ich bin keine Medizinerin und gebe daher lediglich Dinge in dem Umfang wider, wie sie mir bekannt sind und gebe keine Gewähr auf inhaltliche Korrektheit, auch wenn das eigentlich nebensächlich ist. Denn am Ende des Tages geht es mir auch nicht darum Mitleid zu erregen, sondern vielmehr ein Bewusstsein zu schaffen und aber vor allem den Erkenntnissen, die man aus solch einer schweren Zeit trotz allem mitnehmen kann, am

Beispiel von Antonia, an Glanz und Präsenz zu verleihen. Es geht mir aber auch ein Stück weit darum, mich selbst daran zu erinnern, was ich bereits alles geschafft habe und wofür es sich noch immer zu kämpfen lohnt. Es geht um Selbstreflexion und darum, mir selbst vor Augen zu führen, was gegenüber meiner Ängste und Sorgen steht. Aber es geht hierin nicht um mich, denn ich bin in dem Sinne nicht Antonia, die Hauptprotagonistin, aber Antonia trägt einige meiner Gedanken und Gefühle nach außen, die mich auf meinem gesamten Leidensweg begleitet haben und zum Teil noch immer tun. Antonia ist der Spiegel dessen.

Ich habe noch nie zuvor ein Buch geschrieben und habe festgestellt, dass das gar nicht so einfach ist, wie ich zu Beginn dachte (obwohl ich eine wirklich tolle Deutschlehrerin hatte ;). Daher habe ich dementsprechend auch nicht sonderlich viel Ahnung davon, weswegen man mir hoffentlich verzeiht, dass dies bei Weitem kein perfektes Werk werden wird. Aber es ist eine Geschichte, die von Herzen für Herzen kommt und einige tiefsinnige, ja zum Teil auch sehr private, aber dafür auch authentische Gedankengänge in sich trägt, die es meiner Ansicht nach verdienen, geteilt und gehört zu werden.

Es ist teilweise wie ein Gedankentagebuch.

Immer, wenn in meinem Kopf eine neue Flut an Gedanken und Emotionen herbeieilte und nichts als pures Chaos hinterlassen hat, versuchte ich dieses innere Ungleichgewicht folglich irgendwie zu kompensieren und wieder auszugleichen, indem ich dieses Wirrwarr probierte auf Papier und damit nach außen zu bringen. Das Schreiben ist mitunter tatsächlich das Einzige, was mir unglaublich hilft, den ganzen Ballast etwas loszuwerden und meiner Seele wieder etwas Luft zum Atmen zu geben. Es muss mir keiner zuhören, ich muss nicht lange überlegen, ich muss nicht abwägen, ich muss keine Rücksicht nehmen; ich kann einfach frei vom Herzen schreiben, was mich belastet und was mir durch den Kopf geht. In so vielen grausamen Nächten, ist das Schreiben mein Ventil und meine Hilfe, die Nacht überhaupt zu überstehen.

Ich bin mit Sicherheit keine große Dichterin und dementsprechend auch kein Goethe 2.0 (auch wenn ich das vielleicht gerne wäre - zwinker) und wahrscheinlich wiederhole ich manche Dinge auch das ein oder andere Mal und komme viel zu oft mit dem »Ich-Will-Plädoyer«, wo jeder Erwachsene wohl nur: »Ich will auch ein Pony im Garten haben« sagen würde oder so ähnlich, aber ich persönlich finde, dass Worte eine unglaubliche Tragfähigkeit haben. Worte können so viel bewirken und so viel zum Vorschein bringen, was sich einst tief in einem verborgen hat. Sie sind der Schlüssel zum Verständnis, für Kommunikation und für soviel mehr. Vor allem aber sind sie mein subjektives Mittel der Wahl, zur Befreiung unglaublich schwerer Last, die mich wie Bleiketten an den Boden fesselt.

Es sind wie gesagt durchaus sehr persönliche und private Gedankengänge, aber gleichzeitig schlichtweg auch sehr ehrliche, legitime und menschliche. Ich möchte zeigen, dass man in bestimmten Lebenslagen keineswegs immer positiv sein muss und vor allem gar nicht sein kann.

Es ist menschlich, Dinge zu hinterfragen, zu verzweifeln, zu weinen, zu fluchen, die Hoffnung zu verlieren und alles, ja vielleicht sogar sein ganzes Leben, infrage zu stellen. Und das ist völlig okay und sogar gut so. Man muss sich nichts selbst vormachen und es ist okay auch mal nicht okay zu sein. Wichtig ist aber, den Blick auf die anderen Dinge nicht gänzlich zu verlieren, sich irgendwann wieder aufzuraffen und vor allem zu versuchen, sich auf die Lektionen daraus zu besinnen. Die gibt es meines Erachtens nach nämlich in jener

Situation, ganz gleich wie schlimm sie auch zu sein vermag.

Wenn ich auch nur eine einzige Person damit zum Nachdenken anregen oder jemandem einen Funken Hoffnung geben kann, so habe ich meine Intention mehr als erreicht.

In dem Sinne wünsche ich viel Freude beim Lesen.

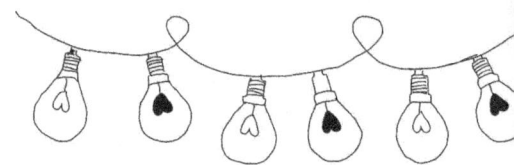

Vorwort

Als Jugendliche (plötzlich) schwer herzkrank – und jetzt?

Mein Name ist Antonia (*Name geändert*), ich bin 18 Jahre alt und bekam im Alter von 15 bzw. 16 Jahren von meiner Kardiologin in der Uniklinik den Satz »Du bist schwer herzkrank« ins Gesicht gesagt.

Ich wurde zu einem akuten medizinischen Notfall

Das mit meinem Körper etwas nicht stimmt, habe ich erst nach einem Unfall im Sportunterricht in der Schule gemerkt. Am Anfang dachte ich jedoch, dass sich meine Herzprobleme und auch die anderen Symptome wieder von alleine legen würden. Falsch gedacht. Irgendwann wurden meine Symptome so schlimm und progredient (fortschreitend), dass ich zu einem akuten medizinischen Notfall wurde. Es folgten mehrere kardiale (das Herz betreffende), aber auch extrakardiale (nicht das Herz betreffende) Diagnosen sowie Folgeerkrankungen, die im weiteren Verlauf immer mehr wurden und an Intensität zunahmen. Trotzdem blieb ein großes

Fragezeichen in Bezug auf ein zusätzliches, sehr seltenes und komplexes Krankheitsbild, das bis heute nicht vollständig geklärt ist und immer weitreichendere Ausmaße annimmt.

Krankenhaus wie ein zweites Zuhause

Seitdem ist das Krankenhaus (fast) wie ein zweites Zuhause geworden und Behandlungen, Operationen und aber auch vor allem Verzweiflung, Ungewissheit, Angst und neue Hiobsbotschaften gehören seitdem zu meinem Alltag.

Ich sehe meine Ärzte öfter als meine Freunde und habe noch immer nahezu täglich Ängste und Zweifel, wie ich all die hohen Berge, die noch vor mir liegen, erklimmen soll.

Es ist nicht leicht, zu sehen, wie gleichaltrige Freunde gerade mitunter die beste Zeit ihres Lebens haben, während ich selbst im Krankenhaus liege und es mir sehr schlecht geht. Selbst die alltäglichsten Dinge sind für mich zur Herausforderung geworden und verlangen mir alles ab.

Ich wurde quasi dazu gezwungen erwachsen zu werden und musste mich mit Dingen beschäftigen, die in dem Alter kein Thema sein sollten und in der Gesellschaft bei jungen Menschen leider auch kaum Nennung erfahren. Denn auch junge Menschen können bereits schwer krank sein! Erkrankungen machen keinen Halt vor dem Alter, auch wenn viele diesem Trugschluss leider noch immer Glauben schenken.

Wertvolle Erkenntnisse und Werte durch die Krankheit

Einen solch steinigen Weg aufgebürdet zu bekommen, ist sicherlich alles andere als fair und oft hadere ich natürlich auch mit meinem Schicksal und suche verzweifelt nach Antworten, die es vermutlich nie geben wird. Dennoch durfte ich durch meine Erkrankungen unglaublich wertvolle Erkenntnisse sowie Werte mitnehmen und wunderbare Menschen (vor allem auch Zimmernachbar:innen, sprich Gleichgesinnte) kennenlernen, die ich nicht mehr missen möchte und denen ich teilweise mein Leben zu verdanken habe. Ich denke nur die wenigsten Jugendlichen wissen, wie es ist, jeden Tag um und für ihr Leben kämpfen zu müssen und nicht so zu funktionieren, wie man es (besonders in dem Alter) gerne würde. Doch genau diese Tatsachen haben dazu geführt, dass ich jeden schönen Moment umso mehr zu schätzen weiß und das Leben alles andere als selbstverständlich nehme. Denn leider beginnen wir viele Dinge erst zu schätzen, sobald wir sie nicht mehr haben.

Momente der Angst vor dem, was noch kommt

Ja, es ist alles andere als einfach in so jungen Jahren bereits so schwer krank zu sein und es ist auch vollkommen legitim, dass ich Momente habe, wo ich nicht mehr kann und auch nicht mehr will und die Angst vor dem, was noch kommt, Überhand nimmt. Dennoch versuche ich mir immer wieder vor Augen zu führen, dass es immer einen Grund zum Kämpfen gibt und ich durch die Erkrankung unglaublich über mich hinauswachse und an Reife gewinne. Auch wenn es schwerfällt. Es geht also vielleicht auch gar nicht wirklich darum immer alles positiv zu sehen, denn manchmal möchte ich meiner Wut, meiner Trauer, meinem Schmerz und meiner Angst einfach auch Raum geben. Das ist völlig in Ordnung und sogar sehr wichtig für die Krankheitsbewältigung. Dabei ist es darüber hinaus auch völlig berechtigt, sich professionelle (therapeutische) Hilfe bei der Krankheitsbewältigung zu holen, die im Übrigen nicht nur einen selbst, sondern das gesamte Umfeld, das durch die Erkrankung ebenso geprägt wird, entlasten kann. Niemand muss sich mit solch einer Last alleine rumschlagen. Gerade das Seelenheil sollte bei solch schwerwiegenden und einschneidenden Erkrankungen im Kindes- und Jugendalter nicht außen vor gelassen und unterschätzt werden.

Stark sein heißt nicht nie zu fallen, sondern immer wieder aufzustehen

Denn das Wichtigste ist doch am Ende, sich nach jedem Tiefschlag wieder zu besinnen, immer wieder aufzustehen und seinen Weg weiterzugehen – ganz gleich wie steinig dieser auch sein mag. Und dabei ist es ganz egal wie langsam ich vorankomme und wie klein der Schritt auch sein mag. Hauptsache ich gehe und bleibe nicht auf der Stelle stehen, wie es mir einst ein ganz toller und besonderer Mensch gelehrt hat. Mit jedem Schritt komme ich meinem Ziel ein kleines bisschen näher. Ganz gleich, ob ich dabei auch mal drei Schritte nach hinten mache.

Es ist verdammt hart und kräftezehrend – keine Frage, aber stark sein heißt nicht nie zu fallen, sondern immer wieder aufzustehen und ich hoffe sehr, dass all meine Bemühungen eines Tages belohnt werden...Und so ungewiss mein weiterer Weg auch ist, so gewiss ist doch gleichsam die Tatsache, dass ich meine Stärke nie verloren habe und auch nie verlieren werde. Manchmal vergesse ich einfach nur, dass ich sie habe.

Denn wenn ich eins in meinem Kampf der letzten Monate und Jahre gelernt habe, ist es, dass ich alles schaffen kann, wenn ich es wirklich will.

Der Teufel flüstert:

» Diesen Sturm wirst du nicht überstehen. «

Der Krieger antwortet:

» Ich bin der Sturm! «

(-Unbekannt)

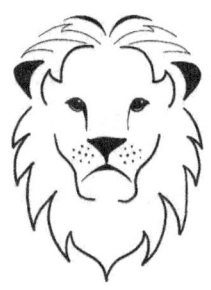

Ich brauche nur viel Geduld, Vertrauen, Hoffnung und Glaube.

Allein der Glaube an mich selbst kann Berge versetzen. Und auch wenn ich diesen, ebenso wie die Hoffnung, die Geduld und den Glauben, immer wieder verloren habe und noch immer wieder verliere, gab und wird es immer Menschen geben, die mir genau diesen Glauben wieder zurückbringen. Menschen, die zeitweise mehr an mich geglaubt haben, als ich es selbst tat und mich an die Hand genommen und mich ein Stück meines Weges förmlich getragen haben. Und dafür bin ich unglaublich dankbar. Denn so habe ich durch all diese schwere Zeit hindurch doch immerhin auch gemerkt, wer von meinen Weggefährten wirklich da ist, wenn es drauf ankommt und wer nicht. Und genau das sind doch die Menschen, auf die es letztendlich im Leben ankommt.

Ich kann euch sagen: der Moment, in dem ich voller Stolz, Erleichterung und Wehmut auf das zurückblicke, was ich bereits geschafft habe, ist jedes Mal aufs Neue unbezahlbar.

Ich führe vielleicht kein »klassisches« Leben wie Gleichaltrige es tun, das mag sein, aber die Erfahrungen, die mir dadurch mit auf den Weg gegeben werden, verleihen mir Werte und Stärke, wie sie wohl nur die Wenigsten (jungen Menschen) innehaben. Das kann mir keiner mehr nehmen und darauf kann ich unfassbar stolz sein. Egal was passiert.

Die Erkrankung nicht verstecken

Am Ende des Tages sind wir #Herzkranken einfach etwas Besonderes, mit Narben, gezeichnet vom Leben und einer einzigartigen Geschichte, die ein ganzes Buch füllen könnte und einen mitunter zu dem Menschen macht, der man letztendlich ist. Wichtig ist, offen darüber zu reden und sich und seine Erkrankung nicht zu verstecken. Denn auch, wenn diese zu mir gehört und mich immens prägt, bin ich nichtsdestotrotz so viel mehr als nur mein »krankes Herz« bzw. meine sämtlichen Erkrankungen und dem sollte ich mir selbst immer wieder bewusst werden.

Da mir das Schreiben sehr hilft, Dinge zu verarbeiten und neue Kraft zu schöpfen und ich finde, dass Hoffnung eine der wichtigsten Kräfte im Kampf gegen jegliche Hürden im Leben ist, möchte ich zum Schluss hier noch einen kurzen Text zu genau diesem Thema »*Hoffnung*« mit euch teilen:

„Der Himmel ist grau, trüb und kein bisschen klar, doch die Sonne, ja sie ist trotzdem irgendwie da.
Nur ein kleiner Lichteinfall zwischen all den Wolken lässt an sie glauben, denn man sieht es schließlich mit seinen eigenen Augen.
Aber was, wenn die Wolken nun alles überlagern und du kommst unaufhaltsam ins Hadern,
ob und wann dieses Grau, dieses Belagern je vorüberzieht.
Ja, es kann passieren, dass du auf dem Boden kniest und die Hoffnung verlierst
und gleichzeitig manches immer wieder relativierst
und dich dann doch wieder in all dem Chaos und deiner Last selbst verlierst.

Aber du weißt, die Sonne ist trotzdem da,
schonmal warst du ihr so nah.
Also gib nicht auf, geh weiter durch das Grau
und du wirst sehen,
irgendwann wird auch dein Himmel wieder blau.
Hab Geduld, ich weiß, es ist schwer.
Aber dafür lohnt es sich am Ende umso mehr."

Also...>>never lose hope<< & keep going...

(https:://bvhk.de/als-jugendliche-ploetzlich-herzkrank/)

» Man sieht nur mit dem

Herzen gut.

Das *Wesentliche* ist

für die Augen

unsichtbar. «

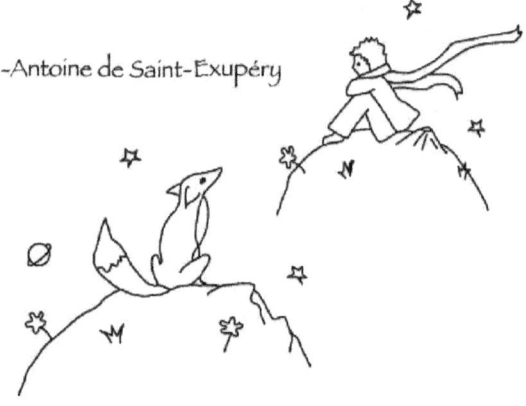

-Antoine de Saint-Exupéry

Es war einmal das Leben

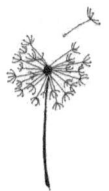

Leben. Was heißt das eigentlich schon?

Der eine sagt jetzt vielleicht, dass wir doch alle am Leben sind und hinterfragt dieses Wort wohlmöglich gar nicht. Doch steckt hinter diesem Begriff so viel mehr. Nicht nur, dass das Leben an sich mehr als zerbrechlich ist, so leben viele Menschen wahrscheinlich gar nicht. Zumindest nicht richtig. Denn »leben« kann bei Weitem nicht mit »existieren« gleichgesetzt werden.

Das ist ein gewaltiger Unterschied.

Vielleicht gibt es Momente, wo man sich lebendig fühlt, wo man am Leben ist und den Begriff »Leben« in vollen Zügen ausfüllt. Doch zeigt sich das Leben leider nicht immer nur von seiner schönsten Fassade. So sehr man es sich auch wünscht. Manchmal hat man das Gefühl, dass sich alles gegen einen stellt. Das Gefühl, dass alles auseinander bricht und man unaufhaltsam in einen tiefen Abgrund fällt und den Aufprall schon spüren kann, man aber weiter den Atem anhält und der inneren Stimme der Hoffnung einen Moment Zuwidmung schenkt. Ich denke jeder kennt einen solchen Moment, in dem man das

Leben am liebsten anhalten oder ganz weit bis zum vermeintlichen »Happy End« vorspulen möchte. Doch das geht leider nicht. Das Leben schreibt seine eigenen Geschichten und besteht bei weitem nicht nur aus romantischen Märchen mit Happy End. Dennoch hofft doch letztendlich jeder, einen eigenen Bestseller zu schreiben, auf einer Reise des Lebens, mit Momenten des Glücks, der Zufriedenheit und dem Gefühl, die richtige Zeit mit den richtigen Leuten verbracht zu haben.

Wäre das alles immer so einfach und jeder könnte ohne Hürden seinem Glück nachjagen, wäre wohl nahezu jeder wunschlos glücklich. Doch genau dieses Wort birgt schon so viele Hürden in sich.

» Wenn der Wunsch nach Glück ausreichte,
um es herbeizuführen,
gäbe es keine Leiden, denn niemand sucht das Leid. «

(- Dalai-Lama)

Manche denken man kann einfach sagen »auf die Plätze, glücklich, los«, aber so einfach ist das nunmal leider nicht immer. Es ist vielmehr ein Prozess, aus Lernen, - auch ungeplante - Dinge einzuordnen, sie zu verarbeiten, sie zu akzeptieren und damit umzugehen zu lernen und gleichzeitig über sich hinauszuwachsen. Und selbst das ist leichter gesagt als getan. Denn manchmal gibt es einfach Dinge, die einen regelrecht umhauen. Die einen den Boden unter den Füßen wegreißen und einem das Gefühl der Ohnmacht geben. Das Gefühl, nie wieder aufstehen zu können und ein hilfloser Gefangene seiner Selbst zu sein. Sei es eine schwere Krankheit, der Verlust eines geliebten Menschen, psychische Erkrankungen oder was auch immer.

All solche einschneidenden Geschehnisse kommen oft wie ein Orkan herbeigestürmt, verwüsten das eigene Leben und lassen nichts mehr so wie es mal war. Es verändert einen, es verändert das gesamte Umfeld. Und doch hat man oft das Gefühl von niemandem verstanden zu werden und komplett alleine dazustehen. Alleine in einem Sturm, der einen versucht in die Knie zu zwingen, obwohl man doch schier eh schon am Boden liegt.

Ganz oft vergisst man dabei, dass letztendlich jeder Mensch mit einem Päckchen durch die

Gegend läuft. Das eine mag vielleicht schwerer als das andere sein, dennoch ist es fragwürdig, ob man die verschiedenen Pakete untereinander in Relation setzen kann. Denn nur, weil ein Paket optisch vielleicht größer ist, heißt das nicht, dass dessen Inhalt gleichsam mehr wiegt, als das eines kleineren. Das bedeutet im Übrigen nicht mehr, als dass man sich von außen eigentlich gar kein objektives Urteil über die Probleme und Sorgen anderer Menschen erlauben kann und demnach jedem Mitmenschen freundlich und unvoreingenommen gegenüber treten sollte. Es ist immer leicht, Sätze wie »Ach das wird schon« oder »Stell dich nicht so an« seinem Gegenüber als vermeintliche Beruhigung an den Kopf zu werfen, doch bewirken genau solche Sätze meistens exakt das Gegenteil. Niemand, der nicht auch nur einen Tag lang in den Fußstapfen des Anderen läuft, hat das Recht, dessen Sorgen und Ängste ohne Weiteres zu relativieren und damit gleichsam darüber zu urteilen. Denn nur, weil es auf den ersten Blick vielleicht nicht so scheint, heißt es nicht, dass ein zweiter, genauerer Hinblick dasselbe hervorbringen würde, zumal am Ende des Tages jeder Mensch anders mit Dingen umgeht. Das war schon immer so und wird auch immer so bleiben und das ist auch gut so.

Solange das Leben sich (zumindest fast) nur von seiner schönsten Seite zeigt, will man den Blick auf die andere, die Schattenseite, bestmöglich vermeiden. Warum sollte man sich schließlich mit Krankheit, Verlust, Schmerz oder Tod befassen, wenn es einen nicht betrifft? Durchaus nachvollziehbar der Gedanke und doch eigentlich naiv. Man denkt immer, es kann einen selber nicht treffen, doch ist das ein gewaltiger Irrtum. Niemand ist in diesem Leben behütet vor Leid und Unglück. Und doch wissen die meisten Menschen nicht zu schätzen was sie haben.

>> Gesegnet sind Jene, die die Schönheit in Dingen
sehen können,
wo andere nicht einmal deren wahren Wert erkennen. <<

(-Unbekannt)

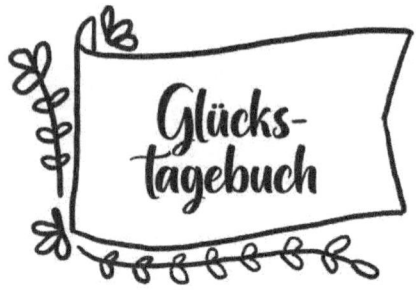

Das Glück liegt ganz oft in den kleinen Dingen, die im Alltagstrott oft untergehen und einem nicht bewusst sind. Wenn du sie in deinem Leben bemerkst und bewusst wahrnimmst, wird es dir um einiges reicher und glücklicher erscheinen. Die Fülle des Glücks beginnt dort, wo wir wahren Reichtum erkennen und lernen wertzuschätzen.
Welcher Moment hat dich heute lächeln lassen? Wofür warst du heute dankbar? Mach dir diese Gedanken bewusst und schreibe sie vielleicht auch in einer Art Glückstagebuch auf. Du wirst sehen: es gibt immer etwas, für das man dankbar sein kann. Wir sind reicher als wir denken.

Drei Dinge, für die ich heute dankbar war bzw. bin

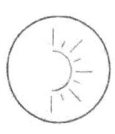 Dass die Sonne geschienen hat

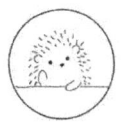 Dass ich nette Menschen um mich herum habe

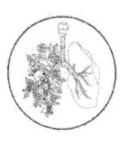 Dass ich halbwegs gut Luft bekommen habe

Da wären wir wieder beim Begriff »glücklich«. Was heißt schon glücklich?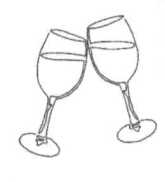
Der Eine ist glücklich, wenn er eine Villa hat und ein protziges Auto fährt und mit Champagner auf seinen Reichtum anstößt.

Der Andere ist glücklich, wenn er eine Familie hat, der er alles bieten kann. Das kleine Mädchen wäre glücklich, würde sie eine echte Prinzessin sein.

Der Obdachlose wäre glücklich, hätte er ein Dach über dem Kopf. Der Kranke wäre glücklich, würde er gesund sein.

Ich denke es wird deutlich, dass die Definition von Glück so weit auseinanderragt, wie es den meisten im täglichen Alltagstrott kaum bewusst ist.

Ja, es nervt vielleicht manchmal um sechs Uhr morgens aufzustehen, zur Schule oder zur Arbeit zu gehen, aufräumen zu müssen und so weiter. Doch ist selbst das nicht selbstverständlich. Nicht mal das Privileg normal atmen zu können und gut oder genügend Luft zu bekommen ist selbstverständlich. Reichtum beginnt nämlich genau dort, wo wir begreifen, dass nichts im Leben selbstverständlich ist und wir eben nicht unverwüstbar sind. Das Leben eines Jeden kann sich mit einem Wimpernschlag ändern und nichts ist mehr wie es war. Und genau dann wäre man froh, man könnte die Zeit zurück- und das Glück wieder auf

»hundert« drehen. Doch genau das geht nunmal nicht. Und die eigene Sanduhr läuft trotzdem weiter. Die Zeit steht deswegen trotzdem nicht still. Auch wenn man oft das Gefühl hat sie würde es, weil seine eigene kleine Welt den Punkt eines vermeintlichen Stillstandes erreicht zu haben scheint.

Hier & Jetzt

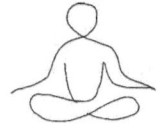

Lebe als gäbe es kein Morgen.
Tanze weg, all deine Sorgen.
Singe deinen Ballast von der Seele
und lache, dass selbst die Sonne strahlt.
Es zählt gerade nur der Moment,
auch wenn dein Inneres vielleicht
grundsätzlich brennt.
Die Erlebnisse von heute,
sind unsere Erinnerungen von Morgen
und helfen uns in schlechten Zeiten
voller Sorgen.
Sie erwärmen das Herz und spenden Trost
und Hoffnung,
wenn die Sonne sich mal wieder nicht blicken
lässt,
denn das Leben stellt uns immer wieder
vor einen neuen Test.
Was morgen ist, ist ungewiss
und wenn du den Sinn von allem mal wieder
vergisst,
sieh´ nach oben und sag »danke«,
»danke dass ich am leben bin«
und glaub mir, du wirst sehen:
für einen Moment, spürst du wieder einen
Lebenssinn.

Ist das nicht eigentlich total verrückt?

80 Millionen Menschen -wie ich dank Max Giesinger gelernt habe- und doch hat jeder, wie bereits antizipiert, seine eigenen Probleme, die er tagtäglich mit sich trägt. Interessieren tut das jedoch auch die meisten Menschen gar nicht wirklich. Im Alltag, auf der Arbeit und auch sonst, muss man schließlich »funktionieren« und von anderen noch mehr Probleme aufgeladen zu bekommen, will irgendwie auch niemand. So bleibt man mit seinen Problemen meist relativ alleine und hat, wenn man Glück hat, wenigstens Freunde und Familie, die hinter einem stehen und diese Last mit einem ein Stück weit teilen.

Doch gibt es da ja noch etwas sehr schmerzhaftes im Leben....das Loslassen. Ein so kurzes, schier einfaches Wort und dennoch mit einem solch großen Kraftakt und Konsequenzen verbunden. Wie lässt man einen Menschen los, der einem alles bedeutet und ohne den man gedenkt nicht leben zu können? Sei es der Tod, der einen dazu zwingt oder doch »nur« das Leben und zugleich das Schicksal, das keinen gemeinsamen Weg füreinander vorgesehen hat. Oder aber sei es das eigene Leben, das man für den Tod und einen vermeintlichen (inneren) Frieden loslässt und damit irgendwie gleichsam auch die Menschen hier, die einem am Herzen liegen...Egal um welches Loslassen es sich handelt: es ist unsagbar schwer. So schwer und schmerzhaft, dass es einen innerlich zermürbt und einem regelecht die Kehle zuschnürt. Meist grätscht auch hier ein innerer Konflikt zwischen Bauch und Kopf, Kopf und Herz oder wie auch immer dazwischen. Man hat einen Menschen so gern und würde alles dafür geben ihn im eigenen Leben behalten zu können, doch gleichzeitig weiß man, dass einen das permanente Festhalten alles abverlangt und man selbst auf Dauer davon kaputtgeht. Dann ist da ja wie bereits erwähnt noch der Gegenspieler vom Leben...der Tod. Es ist wie beim Schach: weiß beginnt, während schwarz immer gewinnt, wie es so schön heißt. Wir alle werden irgendwann wieder zu Staub und sind letztendlich nur Gäste auf dieser Welt. Auf dieser Welt, die einerseits so wunderschön ist und so viel zu bieten hat und die andererseits aber auch so unglaublich ungerecht ist und voller Leid, Schmerz und anderen negativ behafteten Gefühlen und Ereignissen sein kann.

Im Idealfall ist man bereit, alles dafür zu tun, um an seinem eigenen Leben so lange wie möglich festzuhalten und für sich selbst zu kämpfen und einzustehen, was auch immer kommen mag. Und doch erreicht wohl nahezu jeder, früher oder später, mal einen Punkt auf seinem Lebens- oder sagen wir in dem Fall Leidensweg, an dem sich genau diese Mündung zwischen »Loslassen« und »Festhalten« beziehungsweise zwischen »Leben« und »Tod« offenbart. Während die einen schier richtige Glückspilze sind und das Glück nur regelrecht anziehen, fragen sich andere, wann der Pechregen endlich ein Ende hat und sich die Sonne am immer trister werdenden Himmel endlich wieder zeigt; fragen sich gegebenenfalls, ob es überhaupt jemals wieder besser wird und das Schicksal auch für einen selbst ein »Happy End« noch bereithält. Genau dann, wenn es am eigenen Horizont düster wird und ein kalter Wind das Innere seines Seins durchweht, brauchen wir *Hoffnung*. Hoffnung, dass alles besser wird. Hoffnung, dass alles gut wird und Hoffnung, dass das Unwetter und die Wolken vorbeiziehen und die Sonne durchaus eines Tages wieder anfängt zu scheinen.

»Die Hoffnung hilft uns leben« , sagte auch schon der gute Goethe. Und wenn ein solch gelehrter Dichter dem Wort »Hoffnung« eine solche Relevanz zukommen lässt, muss doch schließlich wahrhaftig etwas dran sein.

Also Hoffnung, lass für mich ein Wunder geschehen...

Kapitel 1

Schweres
Gepäck

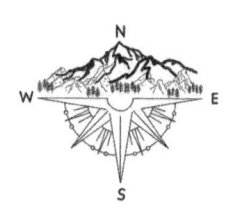

Das Leben: Wie bereits antizipiert,

eine Sache für sich, die jeden Menschen als Individuum kennzeichnet und uns dennoch alle miteinander verbindet und uns die Menschlichkeit inne legt. So verschieden wir doch alle letztendlich sind, so gleichen wir uns auch. (Achtung, jetzt wird's philosophisch ;). Streben wir nicht alle nach der hochgepreisten »Glückseligkeit«, auch unter dem Synonym »Eudamonie« bekannt, die nach Aristoteles das höchste Gut des Menschen und damit gleichsam sein Lebenszweck ist?

Sind wir nicht alle darauf bedacht, ein glückliches, gesundes, zufriedenes und harmonisches Leben zu führen und sich selbst und alle in einem angelegten Möglichkeiten und Chancen bestmöglich zu entfalten und damit die beste Version seiner Selbst zu sein?

Würde Aristoteles diese Frage auf einem mit Menschen überfluteten Campus stellen, würden die meisten dem Ganzen wohl nickend entgegenstehen. Und auch Aristoteles würde dem, ebenso wie meine ehemalige Ethiklehrerin, zustimmen.

Doch sind wir mal ehrlich: so einfach ist es dann am Ende des Tages nunmal leider doch nicht. Denn das Leben schreibt immer wieder seine eigenen Geschichten. Schöne als auch traurige, ungerechte und unverständliche und letztendlich klopft keiner vorher an und fragt, ob einem ein schwerer Schicksalsschlag oder eine Enttäuschung gerade in den Kragen passt oder nicht und solange man nicht selbst davon eingeholt wird, will am liebsten jeder die Augen davor verschließen und wiegt sich in einer vermeintlichen Sicherheit. Glaubt unsterblich zu sein und ewig Zeit zu haben.

»Das mache ich morgen.«

»Das kann ich nächstes Jahr immer noch machen.«

»Ne jetzt nicht, das mache ich irgendwann.«

Phrasen, die wohl jeder nahezu täglich in den Mund nimmt. Was ist aber, wenn es gar kein »nächstes Jahr« und auch kein »Morgen« gibt? Was ist, wenn von jetzt auf gleich alles vorbei ist oder sich um dreihundertsechzig Grad wendet und einem die Zerbrechlichkeit und vor allem Endlichkeit des Lebens ohne Gnade vergegenwärtigt wird und man sich wünscht, dass alles nur ein schlechter Film ist, den man mit der Fernbedienung schnell umschalten kann?

Was, wenn das von heute auf morgen die eigene

bittere Realität, ja das wahre Leben ist, und es kein Entkommen gibt? Wenn alle äußeren Faktoren und materiellen Dinge nebensächlich oder gar belanglos werden und es nur noch ums »Überleben«, ums »Existieren«, ums »Hoffen« geht?

Als Kind wird man immer gefragt, was man später einmal werden möchte und auch hier sind sich wohl die meisten Kinder einig und werden wahrscheinlich euphorisch etwas wie »Prinzessin«, »Polizist:in« oder »Schauspieler:in« antworten. Ersteres hat zumindest Antonia immer voller Stolz in jedes Freundesbuch geschrieben, das sie im Laufe ihrer Kindergartenzeit gereicht bekam.

Doch heute, zehn Jahre später, sieht die Realität ganz anders aus und sie flüchtet sich höchstens in ihren Träumen in eine Prinzessinnenwelt, die es so keineswegs (mehr) gibt.

Kapitel 2:

Der progressive
Sturm der Nacht

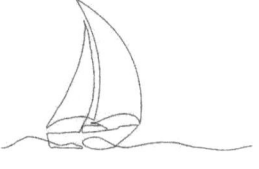

Bis vor kurzem war ich eigentlich ein normales fünfzehnjähriges Mädchen.

Gut, bis auf ein paar Stimmungsschwankungen und Aggressionsausbrüche vielleicht, die mich manchmal überkommen haben und die ich selbstverständlich an meinen Eltern rausgelassen habe (grins). Heute wünschten sich meine Eltern wahrscheinlich, dass das noch immer der einzige Grund wäre, der ihre grauen Haare und Falten stetig mehr werden lässt. Und ich wünschte einfach, ich wäre die Prinzessin geworden, von der ich im Kindergarten, als »naives Mädchen«, immer geträumt habe. Die kleine Prinzessin bin ich in den Augen meines Vaters zwar immer noch, aber eine kleine Prinzessin, die immer noch darauf wartet, bis endlich ein Prinz kommt und sie aus ihrem Albtraum, der sich auch »das wahre Leben« nennt, befreit.

Jedoch vergeblich...bis jetzt zumindest...

Ich ging in die neunte Klasse eines Gymnasiums, war ein ganz normaler Teenie, mitten in der Pubertät. Und doch musste ich mehr oder weniger von heute auf morgen erwachsen werden und stehe nun hier, und frage mich noch immer, ob ich die letzten drei Jahre nicht nur geträumt habe oder mich tatsächlich in meinem eigenen Leben befinde. Besser gesagt in den zurückgebliebenen Trümmern davon. Ersteres wäre mir definitiv lieber gewesen, aber wie heißt es so schön: Das Leben ist kein Ponyhof. Das ist wohl leider wahr.

Der Herbst brach ein und die Bäume wurden immer kahler und verloren ihre Blätter, die den Grund in warmen rot-braun-orange-Tönen schmückten. Es war eigentlich ein ganz normaler Schultag. Dachte ich zumindest. In den letzten beiden Unterrichtsstunden stand Sportunterricht auf dem Stundenplan. Da ich Sport immer geliebt und auch viel meiner Freizeit davon gewidmet habe, war das für mich kein großes Übel. Wir wurden in zwei Mannschaften eingeteilt und spielten gegeneinander Fußball. Es kam wie es kommen musste und ein Mitschüler schoss mir den harten Lederball mit voller Wucht frontal ins Gesicht und mein Licht ging unmittelbar aus. Was vielleicht lustig und irgendwie gar fast peinlich klingen mag, war leider alles andere als das und sollte alles von jetzt auf gleich verändern. Ich war bewusstlos geworden und dadurch rückwärts wie ein Brett mit dem Kopf und Nacken auf den Hallenboden aufgeschlagen. Irgendwann kam ich langsam und noch benommen wieder zu mir. Ohne zu wissen was passiert war, sah ich, nachdem ich zunächst nur Sterne gesehen habe, lediglich unzählige Köpfe meiner Mitschüler, die wie in einem Film alle um mich herumstanden und ihren Kopf leicht nach vorne über mich gebeugt haben.

Heute weiß ich immer noch nicht, ob ich darüber lachen oder doch besser weinen soll.

Ehe ich überhaupt begreifen konnte, was hier gerade vor sich gegangen ist, kam meine damalige Sportlehrerin, die den Unfall nicht gesehen hatte, langsam zu mir hergelaufen, während ich noch immer regungslos auf dem Boden lag. Von ihr kamen nur lauthals geschriene Sätze, wie: »Komm, jetzt steh mal auf«, während ich direkt mit zittriger, schwacher Stimme kundtat, dass etwas nicht stimmte und ich starke Schmerzen im Nacken und Kopf habe. Ich solle mich nicht so anstellen war das Einzige, was ihr daraufhin einfiel. Wie eine gesteuerte Marionette schleppte ich mich mithilfe meiner besten Freundin zur Bank am Spielfeldrand, wo ich mich direkt wieder hinlegen musste, weil die Symptome nicht auszuhalten waren und mein Kopf sich anfühlte, als hätte man mir mit einem Baseballschläger eine übergebraten. Gut, das, was wenige Minuten zuvor passiert war, war durchaus ein vergleichbarer Unfallmechanismus und auch meine Klassenkamerad:innen wiesen die Lehrerin mehrmals darauf hin, dass ich sehr heftig gestürzt bin, bewusstlos war und mindestens eine Gehirnerschütterung habe. Um das zu erkennen, musste man nicht mal vom Fach sein, dafür hat ein gesunder Menschenverstand gereicht. Doch statt Einsicht und dem Entschluss einen Rettungswagen zu rufen, wurde mir von ihr noch an den Kopf geworfen, dass ich wohl lediglich keine Lust auf den Sportunterricht gehabt hätte und ich dachte nur ich höre nicht richtig. Das sagte mir gerade nicht ernsthaft die Frau, die während jeder Sport-stunde auf der Bank saß, genüßlich ihren Kuchen futterte und uns im gleichen Atemzug anschrie, dass wir mal schneller laufen sollen, während sie ihre Autoritätsposition sichtlich genoss und schamlos ausnutzte. Aber ich hatte nicht mal die Kraft etwas dagegen einzuwenden und mich zu wehren. Gott sei Dank hatte ich meine beste Freundin an meiner Seite und auch andere Mit-schüler:innen, die sich kümmerten und durchblickt haben, dass etwas ganz und gar nicht stimmt.

Nachdem die Lehrerin auch bis zum Ende der Sportstunde, die ich halbtot auf der Bank lag, nichts getan hat, rief meine beste Freundin schlussendlich verzweifelt meine Mutter an. Zu dritt schleppten wir mich zum Auto, woraufhin wir direkt in die Notaufnahme des nächstgelegenen Krankenhauses fuhren. Keine Sekunde dort eingetroffen, brach ich mitten im Foyer bewusstlos zusammen. Mein Körper war am Ende.

Die Schmerzen nicht mehr auszuhalten.

Jede Bewegung zuvor, war eine Bewegung zu viel. Direkt kamen unzählige Ärzte und Pfleger:innen angerannt und brachten mich in ein Untersuchungszimmer. Nach wenigen Untersuchungen war klar, dass meine Wirbelsäule verletzt ist und ich dazu ein schweres Schädelhirn-Trauma habe.

Als ich nach längerer Zeit wieder zu mir kam, wurde mir von einem Neurologen erklärt, dass ich hätte gelähmt sein können und Glück im Unglück hatte. Es sollte mehr oder weniger das erste und letzte Mal bleiben, wo sich das Glück auf meine Seite gestellt hat, doch hätte ich damals nicht ahnen können, welche Odyssee mich noch erwarten würde.

Ich konnte immer noch keinen klaren Gedanken fassen, geschweige denn glauben und realisieren, was ich da gerade zu hören bekam. Aber meine

Bestürzung sollte nicht besänftigt werden, denn dadurch, dass ich mich unmittelbar nach dem Unfall bewegt hatte und gezwungenermaßen aufgestanden bin, wurde aus einer eventuellen kleinen Reifenpanne, eine kleine, große Vollkatastrophe, die aber letztendlich nicht mein Hauptproblem, sondern erst der Anfang einer noch folgenden Serie sein sollte.

Es folgten in den nächsten Wochen mehrere kleine Eingriffe und Punktionen, sämtliche intravenöse Medikamentengaben sowie körperliche Schonung, die ich mal mehr und mal weniger eingehalten habe.

Zu meiner Enttäuschung war mein Neurochirurg leider nicht Dr. Derek Shepherd von Grey´s Anatomy, den ich durchaus gerne als meinen Arzt gehabt hätte, aber da wären wir wieder bei dem Punkt, dass das hier leider das wahre Leben ist und nicht einfach nur eine spannende Krankenhausserie, von der man nicht genug bekommen kann. Doch zu den neurologischen Symptomen, die auf die Verletzung zurückzuführen waren, machten sich im Laufe der nächsten Tage und Wochen plötzlich Herzrhythmusstörungen, rezidivierende Ohnmachtsanfälle, exzessive Schwindelattacken und Atemnot breit. Mein Körper machte was er wollte und ich kannte all diese

Symptome so nicht. Es war beängstigend, nicht zu wissen, was gerade mit einem passiert, aber zu merken, dass etwas gewaltig schiefläuft.

Ich war regelmäßig zur Verlaufskontrolle im hiesigen Krankenhaus und den Ärzten gefiel die Situation ganz und gar nicht. Das war nicht normal bei einem so jungen, vorher gesunden Mädchen. Es dauerte leider dennoch einige Zeit, bis genauere, diagnostische Untersuchungen gemacht wurden, da in dem Alter vieles erstmal auf die Pubertät geschoben wird, doch die nachfolgenden Untersuchungen sollten unsere aller Befürchtungen bewahrheiten. Das Herz sah im Ultraschall sehr auffällig und nicht wie das, eines gesunden Teenagers aus. Meine rechte Herzkammer war durch sehr viel mehr Blutvolumen, im Vergleich zur linken, massiv vergrößert, sodass Letztere auf dem Ultraschallmonitor nahezu gänzlich verdrängt wurde und sich bereits eine schwere Rechtsherzbelastung mit fortgeschrittener Insuffizienz und einer Hypertrophie (das heißt Vergrößerung bzw. Verdickung) des Herzmuskels chronifiziert hatten. All das bedeutete eine deutliche Mehrarbeit für den bekannten Motor des menschlichen Körpers. Dennoch hieß es nach einer Herzkatheteruntersuchung und anderen diagnostischen Mitteln, dass man gerade nicht viel tun könne, außer dem Ganzen mit Medikamenten ein wenig entgegenzuwirken, es engmaschig zu beobachten und zu hoffen, dass es nicht schlimmer wird oder sich gar von alleine beziehungsweise durch die konservativen Maßnahmen sogar wieder etwas bessert. Gesagt, getan. Geschont habe ich mich zwar leider nicht wirklich, da ich schon immer ein kleiner Sturkopf war, aber ohne mir großartig weiter Gedanken darüber zu machen, dachte ich irgendwie, dass sich das schon wieder von alleine legen würde. Absolut dumm und naiv, wie ich heute leider rückblickend feststellen muss, aber wie sagt man so schön: »Im Nachhinein ist man immer schlauer« und ich muss ehrlich sagen, ich glaube ohne meinen Sturkopf wäre ich zum Teil gar nicht bis hier hin gekommen, weswegen auch das offensichtlich seinen Sinn hatte...

Der Winter brach ein, die warmen Brauntöne wurden zu kalten Winterlandschaften und statt einer Besserung, wurde alles nur immer schlimmer.

Ich hatte inzwischen die Schule gewechselt, was dennoch die beste Entscheidung meines Lebens war und schleppte mich jeden Tag dorthin. Ich war froh, wenn ich den Tag überlebt hatte.

Wie so oft saß ich im Unterricht und versuchte den Worten meiner Tutorin zu folgen, die uns gerade etwas über »die Verwandlung« erzählte. Eine Lektüre von Franz Kafka, die wir zum damaligen Zeitpunkt im Unterricht durchgegangen sind. Damals dachte ich mir am Anfang, was das bitte für eine Schwachsinns Lektüre ist, in der ein erwachsener junger Mann, sich von heute auf morgen in einen Käfer verwandelt hat, was letztendlich sein Todesurteil war. Metaphorisch gesehen würde ich aus heutiger Sicht unlustigerweise sogar sagen, dass ich mich irgendwann selbst wie der zum Käfer verwandelte Gregor Samsa gefühlt habe. Jeder, der das Buch gelesen hat, wird wissen, was ich meine. Wie ein Käfer auf dem Rücken, der eigentlich den ganzen Tag nur liegen kann, weil er alleine nicht mehr auf die Beine kommt und in seiner Bewegung massiv eingeschränkt ist und vom richtigen Leben draußen nicht mehr viel mitbekommt. Während auch Gregor vorher ein weitestgehend selbstständiges Leben geführt hat, wird er von jetzt auf gleich abhängig von anderen und ist alleine gar nicht erst überlebensfähig. An ein autonomes, mündiges Leben ist gar nicht mehr zu denken. Hätte mir damals jemand gesagt, dass ich im illustrativen Sinne mal Gregor 2.0 werde, hätte ich wohl lediglich einen obligatorischen »Lachflash« bekommen und die Person belächelt, die mir solche Worte entgegenbringt. Aber richtig, es kommt irgendwie immer anders als man denkt...

Doch ohne überhaupt viel von der Unterrichtsstunde mitzubekommen, merkte ich plötzlich, wie mir wieder völlig schwindelig wurde.

In meinem Kopf drehte sich alles und die Worte meiner Tutorin und Mitschüler waren dumpf und klangen kilometerweit weg. Es fühlte sich an wie in all diesen Filmen, wo die Filmfigur plötzlich nur noch ganz verschwommen sieht und alles nur noch im Tunnelblick wahrnimmt. Wie jedes Mal versuchte ich, mir nichts anmerken zu lassen und die Warnzeichen meines Körpers gekonnt zu übergehen. Das ging einige Zeit gut und doch war nun ein Punkt erreicht, an dem es nicht mehr ging. Ich brach zusammen und war erstmal wie weg vom

Fenster. War überall, aber nicht wirklich anwesend. Außer vielleicht meine leere Hülle.

Mir war die Situation, als ich schließlich wieder mehr bei mir war, sichtlich unangenehm und ich fragte mich, warum ich diesmal meiner Rolle nicht alle Ehren geleistet habe und mir mein »Mir geht es gut, das war doch jetzt gar nicht so schlimm, es geht schon wieder« diesmal nicht geglaubt wurde. Gut, vielleicht weil mein Gesicht inzwischen weißer war, als die Wand neben mir, mein Blick ins Leere ging und ich eher aussah wie ein auferstandener Zombie aus einer Apokalypse, aber das reichte mir dennoch nicht als Genugtuung. Ich bin immer gerne zur Schule gegangen, bis mir all diese Symptome einen normalen Schulalltag nahezu unmöglich gemacht haben.

Ja, richtig gehört. Ich war wohl eine der Wenigen, die die Schule regelrecht geliebt hat. Die unglaublich lustigen Mathestunden mit Paul, wo wir uns zusammenreißen mussten, vor Lachen nicht völlig die Fassung zu verlieren und einen »Anschiss« zu kassieren. Oder aber der Pädagogik-, Psychologie-, Geschichts-, Mathe- und Deutschunterricht,…der spannender nicht hätte sein können (nein, das ist kein Scherz jetzt ;) und mich mit Begeisterung nur regelrecht erfüllt hat. Während sich die einen darüber beschwert haben, hätte ich alles darum gegeben, einfach eine normale Schülerin sein zu können und jeden Tag etwas Neues lernen zu dürfen. Gut, ich habe auch jeden Tag was Neues gelernt und sogar Dinge, die ich wohl in der Schule so nie hätte lernen können und die mir nur das Leben, nein das bittere, harte Leben lehren konnte, aber hätte ich trotzdem gerne auf einiges davon verzichtet und wäre lieber dem Matheunterricht, als Operationen und Co. ausgesetzt gewesen - zumal ich einen wirklich tollen Mathelehrer hatte und das Fach als eine von wenigen geliebt habe. Jetzt hatte ich die Quittung dafür bekommen und merkte, wie mein Körper immer mehr abbaut. Ich wusste, dass es zu viel ist und ich wusste, dass ich langsamer machen muss, aber der Leistungsdruck und vor allem die Anforderungen an mich selbst, waren immens und ich wollte nicht, dass meine Noten wegen alldem Querlenz auch noch auf der Strecke bleiben. Alles hatten meine körperlichen Einschränkungen schon auf irgendeine Art und Weise eingenommen und ins Abnorme verändert, während ich mich immer mehr nach Normalität sehnte. Nichts blieb davon unberührt. Ich hatte das Gefühl die Kontrolle verloren zu haben, doch wollte den letzten Zügel nicht auch noch abgeben. Ich weiß, dass das viele nie verstanden haben, wie man seine Gesundheit unter die Schule stellen kann, wodurch ich oft auf Gegenwind und Empörung gestoßen bin, aber es war mein Ventil. Es war zu Beginn meine kleine, für manche vielleicht absurde, Kraftquelle, an der ich mich um jeden Preis festhalten wollte. Es war die letzte Tür zur Normalität, die immerhin noch einen, vielleicht auch noch so kleinen, Spalt für mich offen stand und die ich mit Betonklötzen an den Füßen und eiserner Willenskraft noch hin und wieder betreten konnte. Ich hatte Angst, dass würde sich diese Türe nun auch noch schließen, ich mich plötzlich in einem stockfinsteren Verlies wiederfinden würde, in dem ich eingehe. Einsam. Alleine. Machtlos. Gefesselt. Verloren.

Nach dem Unterricht suchte meine Tutorin das Gespräch zu mir und ich versuchte ihr weiß zu machen, dass alles halb so wild sei, doch ihr war schnell klar, dass dem nicht so ist und da sie von Anfang an ziemlich schnell mein Vertrauen gewonnen hatte, fiel es mir nicht allzu schwer, mich ihr gegenüber zu öffnen und ehrlich zu sein - in meinem Rahmen zumindest-, wie es vielleicht bei jemand anderem gewesen wäre, weswegen ich mich unglaublich glücklich schätzen konnte, in der Hinsicht so viel Rückhalt zu haben. Und so wenig ich diese Worte hören wollte, so wichtig waren sie doch letztendlich. Ja, ich hätte viel früher den

Pausenknopf drücken sollen, wieder einmal und scheinbar hatte ich auch nicht aus meinen vorherigen Fehlern gelernt und den Warnschuss gehört. Zumindest nicht ausreichend. Aber so stur wie ich bin und schon immer irgendwie war, was ausnahmslos jeder in meinem Umfeld bezeugen kann, wollte ich mir von meinem Körper nicht auch noch das nehmen lassen und weiter mit dem Kopf durch die Wand. Monatelang habe ich trotz allem versucht, irgendwie allem und jenem gerecht zu werden, nichts und niemanden zu vernachlässigen. Meine Freunde, die Schule, Hobbys, Freizeitaktivitäten und so weiter. Und doch habe ich am Ende die wichtigste Person überhaupt vernachlässigt gehabt. Nämlich mich selber.

Ja, ich wollte einfach wie jeder andere ganz normal zur Schule gehen und nicht ständig die »Kranke« sein, die statt in die Schule eher in ein Altersheim gehört und mit den anderen Senioren Schach spielen sollte, statt am Unterricht teilzunehmen. Aber es funktionierte so einfach leider nicht. So sehr ich es mir auch wünschte. Das muss man manchmal leider erst auf eine unschöne Art und Weise erfahren und lernen zu akzeptieren. Ich dachte immer ich habe versagt und das denke ich auch heute noch oft. Aber nein, nicht ich habe versagt, sondern mein Körper. Das sind zwei paar

Schuhe und kein Grund meine latenten Selbstzweifel weiter zu schüren. Auch wenn es naheliegend sein mag. Die eigene Gesundheit sollte immer oberste Priorität sein und doch wünscht man sich, wenn sein Leben beispielsweise derart von Krankheit und Abnormität eingenommen wird, nichts sehnlicher, als einen konträren Gegenpol, in Form von einem normalen Alltag, Integration und Teilnahme am Leben. Damals habe ich mich mehr oder weniger gegen meine Gesundheit entschieden und für alles andere. Heute weiß ich, es war einer der größten Fehler überhaupt und doch kann ich die Zeit leider nicht zurückdrehen, auch wenn ich wünschte, ich könnte es. Denn ja, wir haben nur diese eine.

»Gesundheit ist nicht alles, aber ohne Gesundheit ist alles nichts« (Arthur Schopenhauer), so heißt es. Oh wie wahr dieses Zitat ist und wie sehr ich aus heutiger Sicht erst dessen Wahrheitsgehalt richtig erkennen kann, denn man merkt leider irgendwie immer erst was einem fehlt, wenn man es nicht mehr hat…Aber auch, wenn ich es aus heutiger Sicht anders machen würde, war es damals nunmal meine Umgangsart mit der Situation. Und ja, die Schule hatte mir unendlich viel abverlangt, aber im gleichen Atemzug wurde ich dort von allen Seiten unglaublich aufgefangen und habe mich in der Erkrankung, auch wenn ich damals, im Vergleich zu jetzt, noch ganz am Anfang stand und keinen blassen Schimmer hatte, was noch alles kommen würde, nicht derart verloren gefühlt, weil ich trotz allem eine Aufgabe hatte und einen Sinn gesehen habe, weiterzumachen. Ich denke genau das wäre mir anderweitig verwehrt geblieben und habe ich in erster Linie einigen tollen Lehrkräften und Mitschüler:innen zu verdanken gehabt. Denn...wenn man das Gefühl hat, alles, was einem etwas bedeutet hat, zu verlieren, lernt man jede noch so vermeintliche Kleinigkeit, jede nette Geste, jedes tröstende Wort, jedes zwischenmenschliche Gespräch, jede herzliche Umarmung, jede Ermutigung, jeden noch so kleinen Moment einfach umso mehr zu schätzen. Wir alle sind so viel reicher, als wir denken. Nicht materiell, sondern auf so vielen anderen Ebenen. In so vielen unendlich kostbaren Hinsichten. Wir sehen es nur oftmals nicht, weil wir beispielsweise nicht genug über den Tellerrand hinausblicken. Weil wir zu weit, zu komplex, zu abstrakt und zu naiv denken und träumen. Die wirklich wertvollen Dinge im Leben, sind immer die naheliegendsten, auch wenn es oftmals, auf den ersten Blick, vielleicht nicht so scheinen mag. Wir müssen nur lernen, den Blick für die wirklich wesentlichen Dinge freizumachen. Wobei...vielleicht können diese Erfahrungen einem auch nur die Enttäuschung, der Schmerz, der Zusammenbruch des eigenen Kartenhauses lehren. Ich weiß es nicht. Ich weiß nur, dass ich wünschte, jeder könnte den Wert der vermeintlich kleinen Momente so sehen und schätzen, wie ich es nun tue. Denn am Ende des Tages zeichnet sich das Leben in seiner Fülle doch aus der Summe genau dieser Momente aus. Nicht mehr und nicht weniger.

Fassade

Die Gläser sind zerronnen,
alles liegt brach, in Asche und Schutt.
Äußerlich bin ich vielleicht noch hin und wieder am
Lachen, doch innerlich bin ich gebrochen und längst
kaputt. Aber Hauptsache es merkt keiner den
trügerischen Schein, denn in dieser verkehrten Welt
muss man schließlich immer am Funktionieren sein.
Wie ein Roboter oder eine Maschine,
die keine Schwächen kennt
und stattdessen nur von Aufgabe zu Aufgabe rennt.
Doch sag, wo ist die Menschlichkeit geblieben,
die wurde doch einst so groß geschrieben.
Es fragt keiner, ob du kannst, denn du »musst«
und drum schluckst du immer wieder herunter,
sämtlichen Frust.
Er staut sich auf und zerfrisst dich immer mehr,
denn statt erfüllt und zufrieden zu sein,
bleibst du weiter traurig und leer.

Meine Tutorin kannte meine Bedenken und wusste auch, wie wichtig mir meine guten Noten und ein Hauch von Normalität waren. Wir verabredeten uns also mit der Oberstufenleitern zu einem Gespräch, um eine Lösung zu finden, da es so nicht weitergehen konnte. Ich hatte nichtsdestotrotz panische Angst vor diesem Gespräch und befürchtete für schulbesuchsunfähig erklärt zu werden oder ähnlich schlimmes und damit ein Leben zu haben, das ausnahmslos nur noch aus Krankheit besteht. Rückblickend betrachtet war ich zu dem Zeitpunkt schon gar nicht mehr richtig anwesend. Ja, ich habe irgendwie noch versucht zu funktionieren, aber ich war nicht wirklich da. Es war alles zu viel. Jede Kleinigkeit hat mich an den Rande der Verzweiflung und heillosen Überforderung getrieben. Ich erinnerte mich an so viele Momente der letzten Jahre auch nur noch bruchteilhaft, vermutlich, weil mehr meine leere Hülle physisch anwesend war, ich mich hingegen allerdings bereits in einem endlosen, dunklen Tunnel befunden habe, der erst der Anfang einer langen, steinigen Reise ins Ungewisse werden sollte. Damals war mir das nicht bewusst, weil auch hier wohl ein Verdrängungsmechanismus gegriffen hat, aber heute machte es mir Angst und stimmte mich nachdenklich. Oft mündete dieses Gedankenwirrwarr noch immer in der Frage und Überlegung, wie ich das damals alles überhaupt geschafft habe. Aber das war wohl Teil des irgendwann automatisierten Funktionierensmodus. Ich versuchte zu reflektieren, zu begreifen, nachzuvollziehen und gleichsam ein Stück weit abzuschließen und loszulassen, aber alle Vorgänge gestalteten sich schwierig. Ich steckte schließlich noch immer in dem düsteren Tunnel, hatte bereits etliche Meilen zurückgelegt und doch war noch immer kein Ausgang, kein Licht in Sicht. Mit jedem Schritt wurde es nebliger, wurde es düsterer, kälter und stickiger. Wurde es schwerer zu atmen, schwerer, daran zu glauben, überhaupt jemals nochmal einen Ausgang zu finden und wieder klar sehen zu können. Wurde es schwerer, sich an das Tageslicht und die Welt außerhalb des Tunnels zu erinnern und schwerer, sich die nächsten hundert Meilen mühselig mit letzter Kraft weiter zu schleppen, während ich immer mehr die Orientierung und den Halt verloren habe. Mit jedem Schritt wurde die Angst größer, die Fragezeichen mehr, die Ungewissheit additiv und das Loch, in das ich fiel, immer tiefer, während der Weg immer weiter und der Lichteinfall immer kleiner und dunkler wurde. Alles wurde immer schwerer.

Mit einem mulmigen Gefühl im Bauch, betrat ich an dem verabredeten Morgen das Büro der Oberstufenleiterin, in dem meine Tutorin bereits auf mich wartete. Ich schaute mich verunsichert im Raum um, der geziert von schönen Gemälden und Pflanzen eine durchaus warme Atmosphäre versprühte. Nach gefühlt etlichen Minuten des Wartens, betrat Letztere den Raum. Zwei herzensgute Lehrerinnen, die beide um meine schwierige Situation wussten und lediglich bemüht waren, eine passable Lösung zu finden, mit der alle leben können und mir vor allem zu helfen, weswegen meine Angst im Nachhinein völlig unbegründet war. Nach einem langen und ausführlichen Gespräch, versicherten sie mir, dass sie mich unterstützen und hinter mir stehen würden. Sie würden dafür sorgen, dass die Schule mich nicht noch kränker mache und ich mich nicht zehn Stunden am Tag dort quälen müsse, bis ich danach halbtot auf dem Flur zusammenbreche. Wie ein metaphorischer Gnadenschlag, fielen mir einige Steine vom Herzen und mir wurde mal wieder bewusst, dass solch eine Unterstützung keineswegs selbstverständlich ist. Wenn ich dann an meine ehemalige Sportlehrerin dachte, fragte ich mich einmal mehr, wie man sich als Pädagogin nur so verhalten und das mit seinem Gewissen vereinbaren kann, auch wenn es damals natürlich um etwas ganz anderes ging. Und doch war ich einfach nur dankbar, diese Unterstützung und das aufgebrachte Verständnis zu haben. Ersichtlich erleichtert und trotzdem noch etwas zögerlich, bedankte ich mich herzlich für die zugesprochene Unterstützung, die sich tatsächlich kurze Zeit später bewahrheiten sollte.

In all meiner latenten Verzweiflung, war ich sehr erleichtert, nun wenigstens eine Last partiell von den Schultern genommen bekommen zu haben.

Doch auch, wenn mein Schulpensum weniger wurde und ein Schultag irgendwann maximal nur noch zwei bis drei Stunden für mich hatte und auf die wichtigsten Fächer beschränkt war, zumindest sofern ich überhaupt kommen konnte, was für den ein oder anderen gar lächerlich klingen mag, so war es dennoch für meinen Körper alles noch immer zu viel. Egal was ich tat, egal wie lange ich mich ausruhte, egal wie viele Stunden am Tag ich schlief, es half nichts. Es war regelrecht wie verflucht. Es kamen tägliche Schmerzen und Entzündungen im ganzen Körper, Atemnot, Schwindelattacken, Sehstörungen und immer öfter werdende Synkopen und Herzrhythmusstörungen dazu, bis es mich letztendlich unausweichlich immer wieder ins Krankenhaus führte und es erstmals auch richtig brenzlig wurde.

Ich war gerade mit meiner Mutter einkaufen, als ich merkte, dass es wieder losgeht. Ich schaute mich verzweifelt um und überlegte, was ich nun tun soll. Ehe ich Mama Bescheid sagen konnte, sah ich von jetzt auf gleich nicht mehr richtig und spürte meinen Herzschlag bis zum Halse pulsieren, während sich in mir eine unbändige Hitze anstaute. Im nächsten Moment war alles schwarz und ich wachte erst im Krankenhaus wieder auf, als mir ein Arzt mit einer Pupillenlampe in die Augen leuchtete und mir mit den Worten:

»Antonia? Antonia? Kannst du mich hören?« begegnete.

In einem völlig desolaten und geschwächten Zustand öffnete ich langsam meine Augen und versuchte eine Orientierung zu bekommen, wo ich bin und was überhaupt passiert war.

»Was ist passiert?«, fragte ich den Arzt mit geschwächter und ängstlicher Stimme, der mich mit einem sehr besorgten Blick ansah. Er meinte ich sei im Supermarkt bewusstlos geworden, weil ich Kammerflimmern entwickelt habe und wäre dabei mit dem Kopf an ein Regal geknallt. Dieser Satz saß. Das war eine Ansage. Ein Schock. Ein Knall. Ein sehr lauter Knall und doch gerade so dumpf. Kammerflimmern ist eine lebensbedrohliche Herzrhythmusstörung, bei der das Herz wahllose und sehr schnelle Kontraktionen der Ventrikel -das sind die unteren Kammern des Herzens- zeigt. Nur eine Defibrillation, das heißt ein Elektroschock, kann diesen fatalen Zustand beenden und das Überleben des Patienten sichern. Alles andere als eine »kleine Lappalie« also.

Völlig verwirrt und kaum bei mir, fragte ich wieder nur leise »Was?« und ringte verzweifelt nach Worten, die mir in diesem Zustand regelrecht im Halse stecken blieben und ich nicht mehr koordinieren konnte.

Dem Arzt war klar, dass ich in diesem Zustand keineswegs aufnahmefähig bin und meinte ich solle mich erstmal ausruhen, bevor wir morgen das weitere Vorgehen und alles andere besprechen würden.

Am besagten nächsten Morgen wachte ich auf und musste erstmal wehmütig realisieren, was genau gestern überhaupt passiert war. Wieder wollte ich selbst den Vorfall relativieren und herunterspielen, doch hat mein Inneres mir diesmal gesagt, dass es nun endgültig genug ist. Mein Körper hat die Reißleine gezogen und ich konnte jetzt nicht mehr die Augen verschließen, vor dem, was ist. Beim Nächsten Mal geht es vielleicht nicht so aus und dann? Dann kann weder ich, noch jemand anderes es rückgängig machen und das war´s dann vielleicht. Nein, nein es war nun genug. Getreu dem Motto »Bis hier hin und nicht weiter.«

Kaum gestand ich mir diese Erkenntnis ein, klopfte es auch schon an der Zimmertür. Mehrere Ärzte in weiß betraten mein Zimmer und erklärten mir, dass heute einige Untersuchungen gemacht werden sollen, da sie mein Zustand sehr beunruhigt. Gesagt getan. Keine Stunde später lag ich bereits in einer engen Röhre für eine Magnetresonanztompgraphie und mir wurde zum ersten Mal bewusst, was gerade passiert. Mir wurde bewusst, dass das hier schon lange kein Spaß mehr ist und die nächsten Minuten beziehungsweise Stunden mein Leben völlig auf den Kopf stellen könnten und es hier gerade um mein Leben geht.

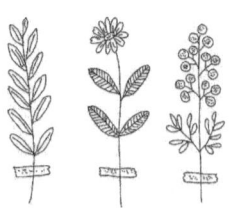

Anatomische Abbildung eines (gesunden)

Herzens

zur Veranschaulichung

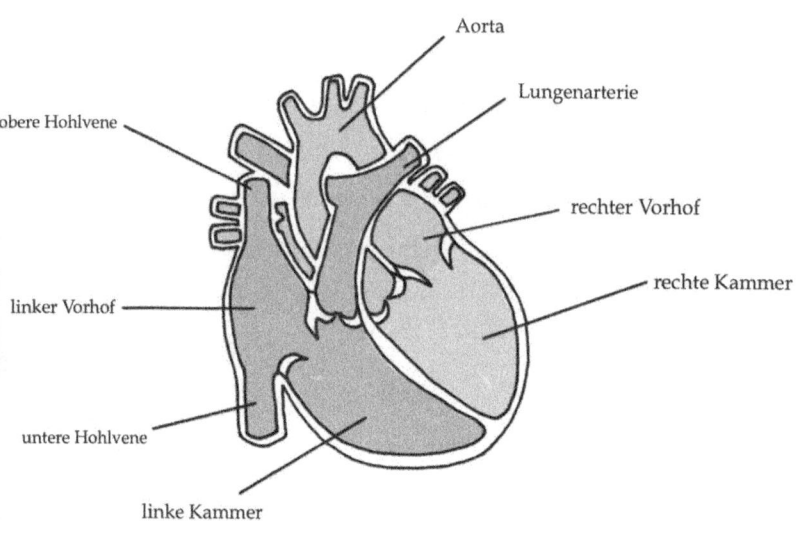

>> Man sieht die Sonne langsam untergehen und
erschrickt doch,
wenn es plötzlich dunkel ist. <<

(- Franz Kafka)

Nach dem MRT, einem Herzultraschall, sämtlichen Blutuntersuchungen und etwaigen anderen Untersuchungen, nahm der Oberarzt der Kinderkardiologie ein paar Tage später zuerst meine Mutter, dann mich zur Seite und begegnete mir mit den Worten:

»Es tut mir leid, Antonia, aber du bist schwer krank. Vor allem dein Herz hat sich die letzten Monate, im Vergleich zu den Vorbefunden, deutlich verschlechtert. Aber nicht nur dein Herz gefällt uns ganz und gar nicht, sondern auch dein restlicher Körper. Die Blutuntersuchungen und Antikörperergebnisse waren ebenso eindeutig. Wir denken, dass eine schwere autoinflammatorische Systemerkrankung dahintersteckt, weswegen deine anderen Organe nach und nach auch immer mehr Probleme machen und es zu Entzündungen und Gewebezerstörungen im ganzen Körper kommen kann. Außerdem hat man auf dem MRT gesehen, dass du mehrere Herzfehler mit begleitenden Lungenanomalien hast, die als Kind scheinbar nie entdeckt wurden, weil es nicht untersucht wurde. Für welche organischen Schäden, in welchem Ausmaß, letztere Tatsache nun verantwortlich ist, können wir jetzt nicht mehr nachvollziehen, aber das tut auch gerade nichts zur Sache. Das Herz ist gerade also erstmal unser größtes, akutestes Problem, aber auch der Rest ist nicht ohne. Ich weiß, das sind jetzt erstmal ziemlich viele Informationen, mit denen du wahrscheinlich nicht gerechnet hast.«

Diagnose »mein Körper zerstört sich selbst«, um es mal ganz plump zu sagen und noch mehr darüber hinaus. Denn eine Herzerkrankung kommt selten allein. So oder so ähnlich. Jedenfalls sollte es der Anfang einer endlosen Kolonne sein, dessen Ausmaß wohl niemand hätte erahnen können. Der Kinderkardiologe, der das Gespräch neben seinen anderen Kollegen leitete, kam in seinem Plädoyer gar nicht zum Punkt und schmückte seinen hypotaktischen Satzbau immer weiter mit einem »und« aus, was letztendlich nichts, als eine weitere Latte an Befunden und Diagnosen bedeutet hatte, die sich, als wäre das nicht schon genug, eben nicht »nur« auf das Herz beschränkten und als kardiale Diagnosen in meinem Entlassungsbrief zu verbuchen waren, wie es am Anfang gedacht war und worauf ich mich eingestellt hatte.

Ich könnte jetzt hier natürlich auch mit sämtlichen medizinischen Fachbegriffen um mich werfen und einen Großteil des »Fachchinesischs« von meinem Arzt wiedergeben, da ich mittlerweile gefühlt selbst schon ein halbes Medizinstudium absolviert habe, aber lasse es im Sinne einer präventierbaren Verwirrung mal besser sein, zumal ich damals nicht ansatzweise hätte erahnen können, dass schon kurze Zeit später mein ganzer Körper ein derartiger Totalschaden sein sollte und es sogar um Leben oder Tod gehen würde...

Nein, aber ganz gleich wie sich jede einzelne Diagnose letztendlich auch schimpfte, so egal waren sie doch irgendwie auch. Klar, war es gut und wichtig, es schwarz auf weiß zu haben, um entsprechende therapeutische Schritte einleiten zu können, auch wenn mein gesamtes Krankheitsbild dennoch einfach nur ein großes Fragezeichen für sich war und auch erstmal blieb und eine genaue Diagnosestellung ohnehin oftmals ein Marathon für sich ist, aber mit jeder (schwerwiegenden) Diagnose, die sich einem in den Weg stellt, offenbaren sich einem letztendlich immer genau zwei Optionen: entweder, man steckt den Kopf in den Sand, sperrt sich in seinem Zimmer ein und lässt sich alles von der Erkrankung nehmen. Oder aber, man steht auf, geht da raus und zeigt dem Leben wo's langgeht und kämpft für sich, sein Leben und alles, was einem lieb und teuer ist.

Sicher habe auch ich Schritt eins nicht mal eben so übersprungen und mich wie Superheld höchstpersönlich gefühlt, der schier unbesiegbar ist und morgen nicht nur mich, sondern am besten auch noch die ganze Welt rettet. Und das ist auch okay. Aber dennoch bin ich irgendwann an genau diesem zweiten Punkt angekommen und habe mich nicht einfach so ergeben, wie ein Soldat von tausenden, der in einer Schlacht gefallen ist und habe mich entschieden, für mich und mein Leben zu kämpfen und mir das zu holen, was mir zusteht. Sonst wäre ich jetzt schon lange nicht mehr hier und hätte diese Zeilen hier nie schreiben können. Auch wenn das nicht heißt, dass man von Schritt zwei nicht auch mal wieder zurück zu Schritt eins fallen kann und darf.

Doch so direkt die Worte des Arztes ausgesprochen wurden, so fern waren sie doch zunächst und keiner hätte das Ausmaß dieser Diagnosen zu diesem Zeitpunkt auch nur erahnen können oder besser gesagt von dem, was noch dazukommen sollte. Meine Hoffnung, die mich an diesem Punkt über Wasser hielt und mich zu dem besagten Punkt zwei trug, war die auf baldige Besserung. Jetzt, wo klar war, um was es sich grob handelt, kann mir endlich geholfen werden. So dachte ich zumindest. Aber statt dass es bergauf ging, folgte einer Talfahrt unaufhaltsam die nächste und meine Kraft schwand von Tag zu Tag immer mehr.

Tage, Wochen und Monate vergingen und das Leben zog immer mehr an mir vorbei.

Das Krankenhaus, welches mein zweites Zuhause wurde, kannte ich inzwischen besser als mein einstiges »Kinderzimmer« und auch die Ärzte und das Pflegepersonal sah ich öfters, als meine Freunde und Familie.

Operationen, Medikamente, andere Therapien sowie fatale Zwischenfälle und Komplikationen usw., standen fortan auf dem Tagesprogramm und es hieß nicht mehr:

»Was will ich heute machen?«, sondern

»Was KANN ich heute machen?«

Gefangen im Krankenhaus, was wie eine eigene Welt ist, wo die Zeit still zu stehen scheint, überfluteten mich immer wieder die Gedanken.

Das hieß es also krank zu sein. Schwer krank. Ohne (realistische) Aussicht auf baldige Besserung.

Das hieß es also, einsam und allein zu sein und einen Kampf gegen sich selbst zu führen, ohne zu wissen, ob man ihn jemals gewinnen wird.

Ja, Kranksein heißt ein Stück weit auch Alleinsein. Kranksein macht unglaublich einsam. Ganz gleich wie viele tolle Menschen man in seinem Leben auch haben mag. Es ist ein Kampf, den man einzig und allein mit sich selbst führt und der einem sehr viel Zeit mit sich selbst beschert.

Meine Freunde lebten ihr Leben normal weiter, gingen in die Schule, waren feiern und hatten tagtäglich ihren Spaß. Wie es sich eben für Teenager gehört...und ich...ich hatte zwischenzeitlich nicht mal Gewissheit, ob ich morgen überhaupt noch da bin. Zugegebenerweise war ich irgendwann auch der festen Überzeugung, dass es keinen großen Unterschied machen würde, ob ich morgen noch da wäre oder nicht. Gestern war ich doch auch noch »Teil des Lebens« und nun? Nun konnte ich nicht mal mehr alleine sitzen, geschweige denn stehen oder geradeaus gehen und brauchte bei nahezu allem Hilfe. Und doch drehte die Welt »draußen« sich weiter, als wäre nichts. Das fand ich nicht fair. Natürlich konnte nicht jeder wegen meinem Zustand und meiner Lage nun auch sein Leben an den Nagel hängen, keine Frage, aber mein Unverständnis und mein Missmut überwogen mal wieder.

Der Versuch, mich von meinem Leid abzulenken, endete immer wieder am Handy. Instagram, Snapchat, WhatsApp und Co; egal welche App ich öffnete, überall fröhliche Story-Posts aus dem Urlaub mit Sonne, Strand, Meer und gutem Essen.

»Es ist so unfair und tut so weh, das alles so zu sehen«, dachte ich mir wieder einmal. Oh ja, wie gerne würde ich jetzt auch Hals über Kopf mit meinen besten Freundinnen spontan, mitten in der Nacht, aufbrechen und ans Meer fahren; dort den orange-gelb-rot schimmernden Sonnenaufgang am Strand beobachten und nichts als das entspannende Meeresrauschen in den Ohren haben und den feinen Sand unter den Fußsohlen spüren. Seit so vielen Jahren habe ich das nicht mehr spüren dürfen; nicht mehr spüren können...

»Sei dankbar, dass du überhaupt noch am Leben bist und immerhin die Sonne vom Fenster aus in der Ferne scheinen sehen kannst«, versuchte ich meine ersteren Gedanken zu relativieren.

Immer mehr verging mir die Lust, mein Handy überhaupt nur anzufassen. Die Lust, irgendwas mitzubekommen, was »da draußen« passiert. Denn diese »Welt da draußen« war doch sowieso schier unerreichbar für mich. Ich lebte bereits seit einer gefühlten Ewigkeit gezwungenermaßen in meiner eigenen Welt, die sich in einer imaginären Luftblase immer mehr vom Boden abhob.

War das alles ernsthaft wegen diesem unglaublich blöden Unfall passiert? Weil die Sportlehrerin sich geweigert hat einen Rettungswagen zu rufen? Wegen einer Reihe blöder Verkettungen? Warum fing sonst ausgerechnet damit alles Weitere an? Diese Fragen habe ich auch meinen Ärzten gestellt. Nicht nur einmal. Immer und immer wieder. Aber sie konnten es mir nicht mit hundertprozentiger Sicherheit beantworten. Niemand konnte und kann das und erst recht kann man nachträglich auch keine (eindeutige) Schuldzusprache mehr machen, die ohnehin nichts geändert hätte. Der Verdacht liegt nahe, dass es eine Kombination aus allem war, was zum Krankheitsausbruch geführt hat. Ebenso wie einer unglaublich großen Portion Pech.

Ich war dennoch durchaus wütend auf meine Sportlehrerin. Wütend, weil sie nicht richtig gehandelt hat, aber vor allem wütend, weil ich mir noch solch unverschämte Vorwürfe anhören musste. Auf Einsicht oder eine Entschuldigung warte ich bis heute, vergeblich. Sie wird sich wahrscheinlich nur noch wage - wenn überhaupt- an den Vorfall erinnern und sich auch nicht dafür interessieren, zumal ich mit ihr seitdem auch nie mehr ein Wort gewechselt habe und sie auch keinen blassen Schimmer von meiner heutigen Verfassung hat, was auch gut so ist. Aber seit diesem Tag, ist nichts mehr wie es einmal war. Ganz egal welcher Faktor jetzt wie, wo mit reinge- spielt hat. Ich weiß nicht, ob ich ihr noch dankbar sein kann, dass so wenigstens genauere Diagnostik erfolgt ist, auch wenn anders es vielleicht gar nie, zumindest nicht derart, erst nötig gewesen wäre, da die Erkrankung gegebenenfalls nie ausgebrochen wäre und es niemals erst zu so einer ellenlangen Reihe an Verkettungen hätte kommen können, aber eigentlich ist das heute auch egal. Es ändert sowieso nichts an der Situation und meine Gesundheit bringt es mir erst recht nicht wieder zurück. Und dennoch denke ich oft daran, was gewesen wäre, wenn ich damals nicht zur falschen Zeit am falschen Ort gewesen wäre. Frage mich, ob ich vielleicht heute das Leben hätte, von dem ich aktuell nur träumen kann oder wie es sonst gekommen wäre. Ich habe mir diese Situation schließlich auch nicht ausgesucht und würde ohne Zweifel das unbequeme Krankenhausbett auch lieber gegen eine gemütliche Sonnenliege am Strand eintauschen und mich bei dreißig Grad im Schatten goldbraun brutzeln lassen und währenddessen noch genüßlich einen »Sex on the Beach« Cocktail trinken. Aber richtig, da war ja was…

Das Leben ist nunmal kein Wunschkonzert und gibt selbst den Takt vor, auch wenn man selbst gerade lieber eine andere Melodie hören würde.

»Warum? Warum ich? Warum das alles?«

Fragen über Fragen, die wohl jeden früher oder später in so einer Situation überkommen und auf die ich wohl nie eine Antwort erhalten werde und dessen Hinterfragen nur in noch mehr Fragezeichen mündet.

Jeder in meinem Umfeld versuchte mir pausenlos Mut zuzusprechen und wiederholte die Worte »Halte durch, du schaffst das« nahezu täglich. »Durchhalten. Antonia, du musst durchhalten.« Worte, die ich mir auch selbst jeden Tag versuchte einzutrichtern. Und doch wollte ich irgendwann nicht mehr durchhalten müssen. Nein, konnte ich irgendwann nicht mehr durchhalten und wünschte mir einfach nur noch, dass es endlich vorbei ist. In welche Richtung auch immer. Aber »einfach« aufgeben und all die Menschen, die einem etwas bedeuten hier zurücklassen und sein Schicksal ohne Gegenwind und Auflehnung hinzunehmen, ist dann auch wieder nicht so leicht wie gedacht oder besser gesagt gehofft und eigentlich auch nicht Teil meiner Werte beziehungsweise Lebenseinstellung, die ich in mir hege. Dazu war das kleine, lebensfrohe und vom »richtigen Leben« träumende Mädchen in mir, irgendwie noch zu präsent.

In genau solch einem Augenblick sagte meine damalige Tutorin am Telefon mal zu mir:

»Du willst noch, du kannst nur nicht mehr.«

Als ich abends dann wieder in meinem quietschenden Krankenhausbett im zehnten Stock - immerhin mit schönem Ausblick- lag, ließ ich genau diesen Satz noch mehrmals Revue passieren und kam zur Resonanz, dass sie recht hat, wieder mal; dass es genau das ist, was gerade mein Inneres überflutet. Und so war jeder weitere Tag, ein Tag zwischen Weinen, Verzweifeln und Schreien, aber auch zwischen Hoffen und Glauben. Genau Letzteres ist wohl ebenso ein essentieller Faktor, der mich die letzten Monate und Jahre am Leben gehalten hat und es immer noch tut. Glaube. Damit ist nicht nur der Glaube gemeint, dass alles gut wird, sondern in erster Linie der Glaube an mich selbst. Was vielleicht oft salopp dahin gesagt ist, besitzt unglaublich viel Tragfähigkeit und Relevanz. Der Glaube an sich selbst kann Berge versetzen. Vor ein paar Jahren war dieser Glaube nur eine Illusion, die ich in meinen Gedanken hegte. Greifbar war sie jedoch bei Weitem nicht. Wie so viele Teenager plagten auch mich unzählige Selbstzweifel und das permanente Gefühl »nicht genug« zu sein, was einem in dieser Welt voller Druck, ständigem Wandel und Beschleunigung nahezu unausweichlich einverleibt wird. Jeder will »besser« sein, jeder will »perfekt« sein und doch fragt man sich, wie man solch ein Ideal je erreichen soll und wo die Menschlichkeit geblieben ist, ebenso wie der Sinn für die wirklich wichtigen Werte. Kranksein hin oder her.

Bis es irgendwann durch meine Erkrankung nicht mehr wirklich darum ging »genug« zu sein, sondern besser als gestern. Darum, heute einen Schritt vorwärts zu gehen und wenn er noch so klein ist und wunderbare Menschen meinen Lebens- und Leidensweg gekreuzt und mir nach und nach beigebracht haben, an mich selbst zu glauben und mir meinem eigenen Wert und aber vor allem meiner Stärke (wieder) bewusst zu werden.

Ich glaube manchmal braucht man einfach genau einen oder auch mehrere solcher Menschen, die einen wieder auf den Weg zurückführen, von dem man gerade abgekommen ist und die den eigenen, subjektiven Blick wieder in die richtige Richtung lenken. Und sind wir mal ehrlich: letztendlich sind es doch immer genau diese Menschen, die einem neuen Lebensmut geben, weiter zu machen und das Gefühl »Ich bin nicht genug«,

»Ich kann das nicht« in ein

»Ich bin gut so wie ich bin«,

»Ich kann das« verwandeln.

Besonders in Bezug auf meine Erkrankung, habe ich innerhalb der letzten Jahre so oft den Glauben an mich selbst verloren. Jeden Tag habe ich versucht für mich und für mein Leben zu kämpfen und egal was ich tat, es war einfach nie genug. Statt Fortschritten, musste ich einen Rückschlag nach dem nächsten einstecken und immer, wenn ich dachte, es geht gar nicht schlimmer, wurde mir unmittelbar das Gegenteil bewiesen. Denn ja, schlimmer geht durchaus immer.

»Wie soll ich an mich selber glauben, wenn ich immer wieder noch mehr zu Boden gedrängt werde, obwohl ich doch eh schon am Boden liege? Warum ist es nie genug? Warum reicht es nie, damit es endlich besser wird? Was muss ich noch alles tun und aushalten? « - dachte ich mir.

Es gab bereits so unglaublich viele Momente, wo ich einfach nicht mehr konnte, wo ich nicht mehr wollte und einfach nur nach Erlösung gefleht und gebettelt habe. Dieses Gefühl, von seinem Körper beziehungsweise seinen Erkrankungen regelrecht aufgefressen zu werden und hilflos alles über sich ergehen lassen zu müssen, ist eine körperliche und aber vor allem psychische Qual und ich habe teilweise selbst nicht verstanden, warum und vor allem wie ich das alles überhaupt noch immer durchhalte!?

Ganz lange, noch bevor die Krankheit mein Leben eingenommen hatte, war ich auf der Suche nach einem Sinn im Leben und fand einfach keine Antwort, bis mir irgendwann klar wurde, dass dies auch gar nicht so leicht zu beantworten und erst recht nicht zu pauschalisieren ist und man manchmal vielleicht auch einfach viel zu komplex denkt, dabei aber regelrecht den Sinn für das wirklich Wesentliche verliert.

Im Ethikunterricht bekamen wir vor inzwischen gefühlten Ewigkeiten die Aufgabe, unsere Gedanken zum Thema »Vermächtnis« aufzuschreiben.

Ein Schüler beantworte die Frage mit der Kundgebung, dass er als ein berühmter Sportler in Erinnerung bleiben möchte. Ein Anderer möchte wiederum als reicher Unternehmer eine Menge Geld für seine künftigen Kinder hinterlassen.

Während sämtliche Mitschüler:innen aus dem Kurs offenbaren, was ihnen zum Thema Vermächtnis einfällt, sah ich damals in Gedanken vertieft aus dem Fenster, denn ich konnte mich mit all den Aussagen keineswegs identifizieren. Erst recht nicht, nach allem was die letzten Wochen und Monate passiert war und was das Ganze mit mir gemacht hatte. Zwar hatte ich damals nicht erahnen können, dass es noch viel schlimmer werden würde und alles Vorausgegangene, im Vergleich zumindest, mehr oder weniger harmlos war, doch waren die Erlebnisse damals schon einschneidend und prägend genug und hatten mich und meine Einstellungen nicht unberührt gelassen.

Ja klar, wir wollen alle Spuren hinterlassen, aber ist das nicht in Wirklichkeit vielleicht nur die Ablenkung von einer nebulösen Sinnkrise!? Mal ehrlich, letztendlich wird auch der Schüler in der letzten Reihe und der hintersten Ecke erkennen, dass es auf so viel mehr ankommt und das Wort »Vermächtnis« so viel mehr meint, als das, was man mit Geld oder Leistung je erfüllen kann.

Es ist nämlich nicht entscheidend, was wir in unseren Lebenslauf schreiben oder wie viele Nachkommastellen unser Bankkonto hat. Es geht um die Menschen, mit denen wir unser Leben teilen und was wir ihnen hinterlassen. Es geht darum, welche Spuren wir in deren Herzen und auf deren Reise des Lebens hinterlassen.

Wir wissen nur eines sicher: wir sind jetzt hier.

Wir leben jetzt. Und wir haben keine Zeit zu verschenken, denn was morgen ist, ist ungewiss.

Würde ich also jetzt meinem damaligen Ich begegnen, würde ich ihr sagen, dass der Sinn des

Lebens darin besteht, immer weiterzumachen, immer wieder aufzustehen, zu lieben, zu leben, zu lachen, Erinnerungen zu schaffen, von denen wir morgen gerne erzählen und die einen in schweren Zeiten an die Fülle des Lebens erinnern. Es geht darum, für andere da zu sein; nicht nur zu nehmen, sondern vor allem auch zu geben, wo man kann. Nächstenliebe zu zeigen, sich nie unterkriegen zu lassen und wenn mal alles aus dem Ruder gerät, nicht gleich aufzugeben, sondern kurz Luft zu holen und dann weiter in der Flut zu tauchen und zu lernen, auf den Wellen der Flut zu surfen. Alles ist schwer, bevor es leicht wird und auch, wenn alles und jeder gegen einen zu sein scheint, so bleibt immer noch die *Hoffnung*. Sie ist immer da und sie wird immer der rettende Anker sein, der von irgendwoher kommt, der aber vor allem stets in einem selbst innewohnt.

Eines Tages - und diese Tage gibt es durchaus öfter als man denkt- werde ich mir selber danken nicht aufgegeben zu haben und für mich selbst gekämpft zu haben. Am Ende des Tages habe ich nur mich selbst und bin mir selbst der Nächste. Das ist mir vor allem in den Momenten bewusst geworden, wo der Tod an meiner Tür geklopft hat und ich ihn fast für immer hereingelassen hätte. Ganz still und leise und doch voller Lärm und

Getümmel. Wir kommen allein und wir gehen allein und alles zwischendrin, ist ein Geschenk, das uns widerfährt.

Jeder Mensch, der einen begleitet, ist ein Segen, jeder Tag, den wir erleben, sollten wir dankend in uns hegen.

Jede Erinnerung ist ein kleiner Schatz

und hat in unserem Herzen am Ende, wenn wir gehen, einen ganz besonderen Platz.

Es braucht nicht viele Menschen im Leben, solange es die richtigen sind. Die, die alles für einen tun würden und den eigenen Wert zu schätzen wissen und zwar nur wegen einem selbst und nicht wegen irgendwelcher Umstände drumherum.

Zeitmaschine

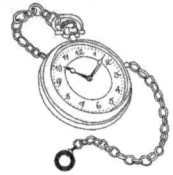

Manchmal, da wünschte ich, ich könnte die Zeit zurückdrehen
und der Kompass der Zeit, bliebe für einen noch so kurzen
Augenblick, eine Sekunde lang stehen.
Denn damals…damals war alles so unbeschwert und leicht
und doch hab ich seit diesem »damals« so unglaublich viel erreicht.
Hätte wohl nicht auch nur einen Gedanken daran verschwendet,
welch Höllenfahrt noch kommen mag,
weil es dafür schlicht und ergreifend keinen triftigen Anlass gab.
Aber jetzt, jetzt wünschte ich oft, ich könnte zurück,
denn damals, damals gab es hin und wieder noch so etwas wie
wahrhaftiges Glück.
Aber die Zeit ist wie die Sanduhr, die keine Pause kennt
und so sind so manche Erinnerungen inzwischen schon fast fremd.
Denn das Leben, wie es einst einmal war, ist so unglaublich weit weg,
und ich…ich komme immer noch nicht wirklich vom Fleck.
Stecke fest in dieser Sackgasse,
ganz gleich wie viel neuen Mut und wie viel neue Hoffnung ich auch
fasse.
Ich kann nicht zurück, nur geradeaus, vorwärts, Schritt für Schritt
und vielleicht…vielleicht sind das Leben und ich ja dann doch eines
Tages endlich quitt…

Kapitel 3

Alles ist vergänglich, außer wahre Freundschaft & Liebe

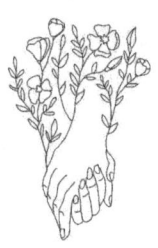

Eines Nachmittags klingelte mein Handy und obwohl ich eigentlich gerade von nichts und niemandem etwas hören wollte, hob ich ab. Am anderen Ende der Leitung war eine meiner besten Freundinnen Marleen. Sie ist ebenfalls sechzehn Jahre alt und hat hellbraune, lockige Haare.

Wir kennen uns bereits seit dem Kindergarten und haben doch erst später wieder zueinander gefunden.

»Was gibts?«, sagte ich in einer Mischung aus verzweifelter und trauriger Stimme, mit genervtem Unterton.

»Schau mal nach unten aus dem Fenster«,

sagte sie. Zögernd hob ich meinen Blick nach unten aus dem zehnten Stock meines Krankenhauszimmers. Obwohl von hier oben Menschen so klein wie Puppen aussahen, brauchte ich keine Sekunde, um zu erkennen, dass Marleen, Feli und Charly hier sind. Ich konnte es kaum fassen und direkt zierte mein Gesicht ein breites Lächeln.

Ohne zu zögern hiefte ich mich also in meinen Rollstuhl, nahm meinen Infusionsständer, den ich ich liebevoll »das grässliche Kücken« nannte, und war schneller weg von Station, als die Schwester mir hinterherrufen konnte, wohin ich denn möchte. Kaum unten angekommen, nahmen wir uns alle sehnsüchtig in den Arm und ich spürte, wie eine große Last von mir fiel. Endlich hatte ich nicht mehr das Gefühl komplett alleine zu sein und wieder etwas Halt zu finden. Wieder ein, zumindest kleiner, Teil des Lebens zu sein.

Wir vier waren schon seit Jahren unzertrennlich und ich wusste, dass ich mich immer auf sie verlassen kann, komme was wolle. Die Definition von wahrer und bedingungsloser Freundschaft eben.

»Und jetzt?« fragte Feli, deren kastanienbraune Haare durch den Wind völlig verweht waren. Während ich mit den Schultern zuckte und damit meine Ahnungslosigkeit kundtat, grinste Charlotte, die wir liebevoll immer nur Charly nannten, und meinte:

»Wir werden dich jetzt mal entführen.«

Verdutzt entgegnete ich den dreien und war einfach nur froh, dass sie da waren. Im nächsten Augenblick zogen wir bereits durch die Straßen, ansässig des Klinikgeländes.

Marleen schob mich im Rollstuhl, während Feli und Charly den Kampf mit dem schwer beladenen Infusionsständer führten, der durch die unebenen Pflastersteine wahrscheinlich selbst am Ende ein Schleudertrauma hatte. Unser Weg führte uns in ein nicht weit entferntes Restaurant, in welchem wir in dem Innenhof Platz nahmen.

Zugegeben, die Blicke der Menschen dort, waren durchaus speziell. Die dachten wahrscheinlich ich wurde mal eben aus dem Krankenhaus entführt oder komm doch eher gleich vom Mond, aber für mich war das in dem Moment völlig egal und gucken tun Menschen doch irgendwie eh immer, egal was man hat oder macht.

Stundenlang saßen wir in dem Restaurant, haben gelacht, geredet, als gäbe es kein Morgen und ich habe für einen Moment nahezu all meine Sorgen vergessen. Habe mich für einen Moment wieder als Teil des Lebens gefühlt und gespürt, warum ich das Leben doch einst so geliebt habe.

Mich hat mal eine ehemalige Mitschülerin ernsthaft gefragt, ob das Leben im Krankenhaus nicht so cool und aufregend wäre, wie es in Filmen immer dargestellt wird. Verdutzt schaute ich sie nur mit entsetztem Blick und schüttelnden Kopf an, da es mir glatt die Sprache verschlagen hatte. Nein, das Leben im Krankenhaus ist leider alles andere als wie im Film und Fernsehen, was sich eigentlich von selbst versteht, dachte ich, aber gut. Dennoch hatte dieses Erlebnis trotz allem durchaus irgendwie Filmpotenzial. Denn ja, so würde man sich wohl eines dieser spektakulären Krankenhausabenteuer vorstellen…und dieses eine Mal war auch ich Teil davon. Und es war kein Film, sondern einer der raren Momente im Leben, mit solch einer innewohnenden Strahlkraft, dass eine Woge aus Freud dem Leid wich. Es war wieder einer der wertvollen Momente, in denen man merkt, dass man zur richtigen Zeit am richtigen Ort, mit den richtigen Menschen ist und mir wurde einmal mehr klar, dass ich genau diese Lebenslust und Lebensfreude wiederhaben möchte und dafür weiter kämpfen werde. Jeden einzelnen Tag.

Schön, dass es dich gibt

Achtsamkeit kannst du auch in Freundschaften und zwischenmenschlichen Beziehungen anwenden. Dasselbe gilt für Gespräche mit neuen Bekanntschaften oder zufälligen Begegnungen: Höre aufmerksam zu, was dir dein Gegenüber erzählt und schenke nicht nur den Worten, sondern vielmehr dem Kern, der dahintersteckt, Bedeutung.

So werden Begegnungen gleich noch viel intensiver.

Die Sonne war bereits untergegangen und der Himmel finster, als wir uns langsam zurück in Richtung Krankenhaus machten. Die Krankenschwestern auf Station waren vermutlich kurz davor eine Vermisstenanzeige aufzugeben, so lange wie ich verschollen war, aber sie kannten mich ja zum Glück und nahmen das Ganze mit Humor.

Dort angekommen, nahmen wir uns alle nochmal fest in den Arm und alle drei sprachen mir erneut ermutigende Worte zu, die mir neue Kraft gaben. Wie wertvoll doch solche wahren Freunde sind, wurde mir in dem Moment einmal mehr bewusst. Ja, ich bin nichtsdestotrotz am Ende diejenige, die all das Leid und all die Schmerzen aushalten und ertragen muss, aber es macht das Ganze so viel leichter, zu wissen, dass es Menschen gibt, die bedingungslos hinter mir stehen. Die in jeder Situation versuchen mich abzulenken, mich zum Lächeln zu bringen, obwohl mir eigentlich gerade gar nicht danach ist oder sich aber auch zu mir auf den Boden setzen und mit mir zusammen weinen, bis wir genug von der »erniedrigenden Aussicht« haben und uns gemeinsam entschließen, uns gegenseitig wieder hochzuziehen.

So sehr ich anfangs verletzt darüber war, dass sich Menschen von mir distanziert haben, weil ich eben plötzlich nicht mehr so funktioniert habe, wie üblich oder sie überfordert mit der Situation waren, so klarer wurde mir, dass ich dafür eigentlich noch dankbar sein kann. Denn ganz egal wie viele Menschen mir je versprochen haben für mich da zu sein, so zählten für mich fortan nur noch die Menschen, die mir jedes Mal aufs Neue beweisen, dass es nicht nur leere Worte, ja Versprechen sind, sondern dem auch Taten folgen. Dies lässt sich in solch herausfordernden und schwierigen Lebenslagen nunmal besonders gut eruieren.

Solche Menschen sollten wir behüten, wie einen Schatz. Einen kostbaren Schatz. Denn sie sind es, die einen zum Großteil am Leben halten und einen den Sinn des Lebens wieder nahelegen, wenn man ihn aus den Augen verloren hat. Sie sind es, die einem den Glauben an sich selbst wiedergeben, wenn man ihn verloren hat und die einem auch im maliziösesten Unwetter einen Schirm borgen. Und doch war wohl gleichsam einer meiner größten Fehler die letzten Monate und Jahre, dass ich mich immer wieder zu sehr von anderen Menschen emotional abhängig gemacht habe und ohne sie vermeintlich keine neue Kraft mehr schöpfen konnte. Natürlich ist es wunderbar, wenn es solche Menschen gibt, die eine Kraftquelle für einen selber sind. Doch habe ich auch gelernt, dass man sich selbst immer der Nächste sein und lernen sollte, auch alleine zu kämpfen und alleine stark zu sein. Immer wieder habe ich nur darauf gewartet, dass mich irgendjemand aus diesem Albtraum, aus diesen Fesseln, befreit und doch wurde ich immer wieder auch im Regen stehen gelassen. Nicht, weil all diese Menschen mir nicht helfen wollten- ganz im Gegenteil-, sondern weil sie mich nicht retten, mich nicht befreien können. Ich alleine bin es, die jeden Augenblick für mich da ist, auch wenn es niemand anderes ist. Ich bin all die Jahre jeden verflixten Abend mit mir ins Bett gegangen und war auch in den härtesten Nächten, wo ich dachte, dass ich untergehe, bei mir und habe jeden Tag neu begonnen, auch wenn ich dachte, dass ich nicht weitergehen kann. Nicht nur einmal war ich für mich da, als ich abends weinend in meinem Bett lag und am Boden zerstört war, weil ich dachte, dass meine Welt untergeht und ich nach Erlösung gebettelt habe. Jedes verdammte Mal aufs Neue.

Ich bin die einzige Person, die jede Sekunde meines Lebens für mich da war. Ich und niemand anderes. Es ist meine Aufgabe, mich gut um mich selbst zu kümmern und auf mich selbst aufzupassen. Ganz lange war mir diese Tatsache nicht - zumindest nicht derart- bewusst und doch habe ich in all den Grausamkeiten und Herausforderungen der letzten Monate und Jahre, Stück für Stück, immer mehr zu mir selber gefunden.

Wenn mich heute jemand fragen würde, wer mich gerettet hat, würde ich wohl sagen, dass es in erster Linie ich selber war. Gestützt durch tolle Menschen um mich herum. Und es ist absolut berechtigt, sich selbst einmal im Spiegel zu betrachten, sich auf die Schulter zu klopfen und zu sagen:

»Danke. Danke, dass du immer da warst.«

Das hat auch rein gar nichts mit Arroganz zutun. Das ist gesunde Selbstschätzung und Selbstfürsorge, wie ich sie wünschte schon viel früher gehabt und mir selbst entgegen gebracht zu haben.

Selbstmitgefühl

Sei dir selbst ein guter Freund
und nehme dir selbst gegenüber
eine freundliche Haltung ein. Du
musst nicht sein größter
Kritiker auf dem ganzen Planeten
sein. Sei nicht so hart zu dir
selbst. Fehler passieren und
sind dazu da, um an ihnen zu
wachsen. Niemand ist perfekt.
Was würdest du in bestimmten
Situationen deiner besten
Freundin raten? Wieso rätst du
es dir nicht einfach selbst?
Versuche mal deine Situation und
deine Gedanken aus einer
neutralen Perspektive objektiv
zu beurteilen.
Wenn du traurig bist oder einen
Fehler gemacht hast, lass es zu.
Und lass dich vor allem von
deinem inneren Kritiker nicht
kleinmachen. Es sind nur
Gedanken. Auch sie vergehen.

Kapitel 4

Und plötzlich steht die Welt in Flammen...

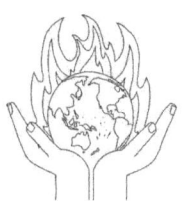

Mein Zustand verschlechterte

sich von Tag zu Tag immer weiter. Meine Herz-
funktion und mein Lungenvolumen nahm immer
weiter ab, meine Blutwerte hätten eine steile
Auffahrt, wie oft zu Beginn einer Achterbahnfahrt,
mehr als vertragen können und gingen stattdessen
ebenso immer weiter den Bach runter. Alle Organe
waren inzwischen in irgendeiner Form in Mitleidenschaft gezogen und es offenbarten sich immer
mehr neue »Baustellen«, gekoppelt mit allen
möglichen Komplikationen und Zwischenfällen,
die man nur mitnehmen kann. Oder wie meine
Mutter immer so schön sagte:
»Du hast auch echt immer »hier« geschrien.«
Aber ja, so kam es mir tatsächlich irgendwann
auch vor. Oder man nennt es einfach Pech. Sehr
viel Pech. Pech, das ich irgendwie nahezu magisch
angezogen habe und das, wie es für Pech in der
zähflüssigen Variante zumindest üblich ist, nicht
mehr so leicht wegzubekommen war.
Ich war teilweise gar nicht mehr richtig bei mir
und habe einfach nur noch irgendwie funktioniert.

Tagein, tagaus. Ich hatte Angst vor meinem Körper, über den ich inzwischen die komplette Kontrolle verloren hatte. Am Anfang dachte ich immer, ich könnte die Symptome und alles andere noch etwas steuern und hätte es im Griff (war leider auch alles mehr Schein als Sein), aber dass dies nicht der Fall ist, wurde mir mit jedem weiteren Tag immer eindringlicher vermittelt. Die Auflistung der durchlebten Torturen wäre wohl länger, als jeder Wunschzettel, den ich als Kind mal an den »Weihnachtsmann« geschrieben habe und das auch noch, obwohl ich mir eben nicht mal was davon gewünscht hatte. Tja, willkommen in meinem Leben kann ich da nur sagen.

Diese Hilflosigkeit, nichts tun zu können und nur darauf zu warten, was für einen Streich der eigene Körper einem als nächstes spielt, ist einfach zermürbend. Die ständige Angst, dass es beim nächsten Mal vielleicht nicht so glimpflich ausgeht, wie dieses Mal. Die Angst, gravierende (geistige) Folgeschäden davonzutragen und als Pflegefall zu enden. Für Außenstehende kaum vorstellbar.

Zu all meinem körperlichen Leid, war die psychische Belastung für mich immer mehr spürbar und ich hatte das Gefühl, unter dieser Last regelrecht zusammenzubrechen. Es war nur noch eine Frage der Zeit. Nicht zum ersten Mal fühlte ich so, aber diesmal half kein Verdrängen, kein Schönreden, kein Ablenken mehr. Nichts half mehr.

Die Situation war anhaltend ernst und meine 80-jährige Zimmernachbarin Frau Janson, mit Haaren weiß wie Schnee und einem Herz aus Gold, war hundertmal fitter als ich. Was lustig klingen mag, ist die erschreckende Wahrheit gewesen. Eine alte, sehr zuvorkommende Dame, die mir selbstlos ihren Rollator aufzwang, um mich vom Bett zum Waschbecken im Zimmer zu bewegen, während sie wie ein junges Reh über den Gang flitzte und vor Lebensenergie nur so sprühte. Versteht mich nicht falsch, ich war begeistert von ihrer Lebensfreude, ihrer Power und ihrer Fürsorge in einem, aber gleichzeitig hat mir das auch nur noch einmal mehr vor Augen geführt, wie unglaublich schlecht mein Zustand ist und wie krank ich doch bin. Ich selber habe irgendwann längst nicht mehr wahrgenommen, wie drastisch und entsetzlich mein Zustand doch ist, denn irgendwann gewöhnt man sich traurigerweise an den automatisierten Energiesparmodus. Den Energiesparmodus, der trotzdem so langsam aber sicher die letzten Energiereserven aufgebraucht hatte und schon Alarmstufe rot anzeigte, sodass man -wäre es ein Handy- schnellstmöglich zur nächsten Steckdose gerannt wäre, um ein komplettes Herunterfahren beziehungsweise Ausgehen des Gerätes zu verhindern. Das passende Ladegerät für meinen Körper hingegen, hab ich bis dato leider noch vergeblich gesucht.

Mut

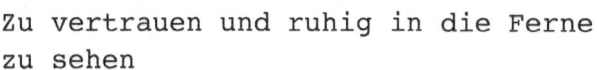

Über seine Grenzen zu gehen
und immer wieder aufzustehen,
weiter im Regen zu tanzen
und die Hoffnung nicht zu
verlieren.
Zu vertrauen und ruhig in die Ferne
zu sehen
und dennoch immer weiter zu gehen.
Das alles ist schwer
und oft denkt man sich „das geht
nicht mehr".
Doch dann kommt der Mut ins Spiel,
denn du hast doch schließlich noch
ein Ziel.

Ja, es wird ohne Zweifel immer wieder
gnadenlos hart, es wird verdammt
schwer,
aber dafür lohnt es sich am Ende auch
umso mehr.

Während Freunde von mir gerade nächtelang in irgendwelchen Clubs Party machten, als gäbe es kein Morgen, war ich fix und fertig nur vom Hinsetzen und Zähneputzen. Es war irgendwann schon zu viel, einfach nur aufrecht zu sitzen, was man sich als gesunder Mensch wohl kaum vorstellen kann. Gerade in solchen Momenten, habe ich mich immer wieder gefragt, wie es überhaupt erst so weit kommen konnte. Wie konnte aus einem vorher sportlichen, aktiven Mädchen, ein schwer krankes, mehr oder weniger pflegebedürftiges Mädchen werden? Wie um alles in der Welt??? Aber auch hier musste ich mir wohl oder übel eingestehen, dass es einfach Dinge im Leben gibt, für die man nie eine Antwort oder eine Erklärung bekommt.

Ja, das ist zermürbend und macht einen machmal fertig, aber es bleibt einem eigentlich nichts anderes übrig, als das zu akzeptieren zu lernen und zu versuchen, den Blick für neue Dinge freizumachen. Auf das nächste »Warum«, folgt also einfach nur ein schlichtes »Darum«, mit dem ich mich jedes Mal aufs Neue irgendwie versuchen musste abzufinden. Das ist leichter gesagt als getan, wenn einem der Ernst der Lage immer wieder aufs Neue, auf eine solch drastische Art und Weise vergegenwärtigt wird, aber dennoch muss man sich irgendwann besinnen und wieder aufstehen. So schwer es jedes Mal aufs Neue auch ist. Aber immer noch besser, als auf der Stelle stehenzubleiben, sich Ewigkeiten im Kreis zu drehen und dadurch letztendlich nur noch mehr den Halt und die Orientierung zu verlieren. Ich denke, dass man aus jeder Lebenslage etwas Positives für sich selbst mitnehmen kann, sofern man den Blick dafür freimacht. Manche Situationen sind ein Geschenk, während andere eine weise, oft auch schmerzhafte, Lektion sind. Dasselbe gilt für Menschen. Beides gehört irgendwie zum Leben dazu und macht deutlich, dass alles am Ende des Tages eine Frage der Perspektive ist und das Eine das Andere nicht ausschließt, sondern viel mehr Teil eines großen Ganzen ist.

Zur Veranschaulichung:

Ein kleiner, unschuldiger Hund wird von seinem Besitzer eines Morgens an einer Raststätte ausgesetzt und schaut ihm mit traurigem Blick hinterher.

Zunächst hegt er noch die Hoffnung, dass sein Herrchen nur etwas aus dem Auto holen geht.

Er legt sich auf den kalten Boden und senkt nachdenklich den Kopf nieder. Doch spätestens, als sein Herrchen auch Stunden später nicht wieder da ist, wird ihm bewusst, dass er ihn zurückgelassen hat. Mitten im nirgendwo.

Der kleine Hund ist traurig und kann nicht verstehen, wieso der Mann das getan hat, dem er doch einfach nur sein Herz schenken wollte.

Nach längerer Zeit der Grübelei, besinnt er sich jedoch wieder und versucht nicht mehr nach der Antwort auf das »Warum« zu suchen, sondern zu überlegen, was er nun tun soll und wie er hier wegkommen kann. Gleichzeitig vertraut er darauf, dass das hier nicht seine Endstation sein kann, da er seine Lebensaufgabe, sein Herz an einen Menschen zu verschenken, noch nicht erfüllt hat.

Ein junges Pärchen macht einige Stunden später ebenfalls einen Halt an der Autobahnraststätte und entdeckt den kleinen Welpen alleine und zusammengeknäullt unter einem Verkehrsschild neben dem Parkplatz liegen.

Als auch nach längerem Warten niemand auftaucht, sind die beiden sich sicher, dass der Kleine dort ausgesetzt wurde und ihre Hilfe braucht. Ohne großartig nachzudenken, beschließen sie, den Hund mit zu sich nach Hause zu nehmen und ihm ein neues Zuhause zu schenken. Es dauert nicht lange und die drei werden ein Herz und eine Seele und geben sich gegenseitig so viel Liebe, wie es der kleine Hund sich wohl nicht in seinen schönsten Träumen hätte vorstellen können.

Er schenkt seinen neuen Besitzern sein Herz und gibt ihnen damit alles, was er hat. Nun hat er seine Lebensaufgabe erfüllt und ist dankbar für jeden Tag, den er mit seinen Liebsten verbringen darf.

Die Geschichte des kleinen Hundes ist vielleicht sehr simpel und banal, soll jedoch lediglich illustrieren, dass es durchaus okay ist, Dinge zu hinterfragen, traurig und enttäuscht zu sein und Menschen sowie gewissen Dingen hinterher zu trauern. Doch wird man am Ende dafür belohnt, wenn man von alldem eines Tages loslässt und nicht mehr darüber nachdenkt, was ist oder was mal war, sondern sich auf das besinnt, was sein kann, wenn man darauf vertraut und an die

Möglichkeiten und Chancen denkt. Ganz gleich wie verloren und aussichtslos alles im ersten Moment vielleicht auch scheinen mag.

Hoffnung

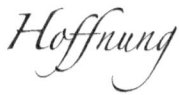

Hoffnung ist alles und Hoffnung
heißt Leben,
heißt immer wieder alles zu
geben
und weiter nach seinem Ziel zu
streben.
Egal wie verloren alles scheint,
so ist doch die Hoffnung immer das,
was als Einziges übrig bleibt.
Sie hält dich Tag für Tag über Wasser,
lässt dich nicht ganz untergehen,
denn manchmal kann man vor lauter Nebel
den Himmel nicht mehr klar sehen.
Ich weiß, es ist verdammt schwer sie
nicht zu verlieren
und dennoch darf man nie aufhören,
es zu probieren.
Es gibt immer einen Grund zu hoffen und
zu glauben,
auch wenn sie dir alles andere im Leben
rauben...

Kapitel 5

Einmal Himmel und

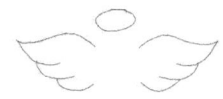

zurück

Sowohl den Ärzten, als auch

mir, war klar, dass es so nicht weitergehen kann und eine Lösung her musste. Eine den kardialen Krankheitsverlauf aufhaltende oder zumindest, vor allem in Anbetracht der vorliegenden Herzfehler sowie Lungenanomalien und der inzwischen entstandenen Folgeschäden, stabilisierende und zumindest das eine Problem halbwegs eindämmende, aber gleichzeitig sehr große und riskante Operation, sollte das Durchhalten beenden oder zumindest durch ein Aufatmen ablösen.

Eine große Operation am offenen Herzen und Lungenarealen zugleich, mit einem -vor allem in Anbetracht meiner körperlichen Konstitution- fast höheren Sterberisiko, als einer Überlebenschance. Eine Operation, bei der mein Herz für mehrere Stunden stillgelegt, mein Körper auf eine Bluttemperatur von achtzehn Grad Celsius heruntergekühlt und nur durch eine Herz-Lungenmaschine am Leben gehalten wird und die partiell um Leben oder Tod entscheiden sollte und damit aber vor allem auch über meine Zukunft.

Nach mehreren ausführlichen Arztgesprächen war klar, dass ich ohnehin keine große Wahl habe und um diesen Eingriff nicht herumkommen würde. Zumindest nicht, wenn ich leben möchte und in ein paar Monaten nicht unter der Erde liegen und bis dahin mit einer tickenden Zeitbombe leben will.

Mein Leid war allerdings inzwischen so groß geworden, dass ich mir irgendwann eigentlich nichts sehnlicher gewünscht hatte, als diesen Eingriff gar nicht zu überleben. Nicht, weil das Leben an sich nicht lebenswert ist und ich lieber dem Tod »Guten Tag« sagen wollte, sondern weil ich einfach meinen inneren Frieden wollte und unendlich erschöpft war. Ich wollte endlich erlöst werden, von all der Last, die mich jeden Tag aufs Neue in die Knie gezwungen hat und die immer schwerer wurde, ohne realistische Chance auf Erleichterung. Die Schmerzen hatten mir jeglichen positiven Gedanken und sämtlichen Lebensmut genommen. Ich konnte nicht mal mehr klar denken, so eingenommen war ich davon. Ich hatte keine Hoffnung mehr, ich habe nicht mehr an mich selbst geglaubt und hatte auch keinerlei Kraft mehr, gegen diesen »Fluch« anzukämpfen.

So erschien es mir am einfachsten »einfach« aufzugeben. Wobei es dennoch längst kein »einfaches« Aufgeben mehr gewesen wäre. Ich hatte bereits Monate, nein inzwischen eigentlich Jahre zuvor, jeden einzelnen Tag gegen meinen Körper angekämpft und war einfach müde und erschöpft.

Müde vom Leben.

Müde vom Kämpfen.

Müde vom Durchhalten und

müde vom Existieren.

Was für Außenstehende lapidar und schwer vorstellbar klingen mag, war bereits seit Jahren meine tägliche, bittere Realität. Sicher gibt es auf der Welt Menschen, denen es ähnlich oder schlechter gehen mag, das möchte ich überhaupt nicht in Relation setzen oder meinen eigenen Zustand dramatisieren. Dennoch konnte so gut wie niemand, vor allem nicht in meinem direkten Umfeld, zu 100% nachvollziehen, wie kräftezehrend und quälend ein solcher Kampf über solange Zeit hindurch doch sein kann, den man auf Dauer mit sich alleine austragen muss und der einem alles abverlangt.

Natürlich wollte ich irgendwie leben, sonst hätte ich schon viel früher aufgegeben, aber ich lebte schon lange nicht mehr. Ich existierte und überlebte im gleichen Atemzug und das ist ein gewaltiger

Unterschied. Das kann keineswegs mit dem Wort »Leben« gleichgesetzt werden.

Das geht vielleicht für einen temporären Zeitraum, aber wenn das das Leben sein soll, so stellte sich für mich unausweichlich auch die Frage, ob dies für einen selbst überhaupt noch lebenswert (genug) ist. Irgendwann fragt man sich stringenter Weise, ob das überhaupt jemals ein Ende nimmt. Ob man überhaupt jemals wieder »Lebensluft« schnuppern darf und wird.

Ich will auf Konzerte gehen und am lautesten krumm und schief in der ersten Reihe mitsingen. Ich will in der Disco bis früh in die Morgenstunden tanzen, dass mir höchstens die Füße wehtun. Ich will ohne Ziel losrennen und losgelöst schauen, wohin der Weg mich führt. Ich will reisen und die Welt entdecken, will mit Freunden abends am Lagerfeuer sitzen und Bauchschmerzen nur vom unaufhörlichen und von Herzen kommendem Lachen haben. Ich will endlich meine- inzwischen wahrscheinlich mehr als verstaubten- Klamotten, die ich alle mal in meiner eminenten Kaufsucht im Sale ergattert habe und laut meiner Mutter damit einen Klamottenladen hätte eröffnen können, gegen das zehn Nummern zu große OP-Hemd tauschen und mich wieder wie ein Mensch fühlen. Ich möchte mich zurechtmachen, mir meine Haare selber waschen und kämmen, um nicht mehr wie eine Verwahrloste auszusehen, die irgendwo unter der Brücke haust. Möchte meinen Tag nach meinen Vorstellungen und nicht nach dem Tagesprogramm im Krankenhaus gestalten und das Leben dabei an mir vorbeiziehen sehen. Ich möchte in meinem eigenen Bett schlafen; möchte essen können, was ich will und erst aufhören, wenn ich kurz vorm Platzen bin und der immer wiederkehrenden Benachrichtigungsanzeige meiner Apple Watch »Zeit zu rollen« endlich gerecht werden. (Die Uhr meint natürlich rollen im Rollstuhl, schon klar, aber das wäre selbstverständlich was für Anfänger. Ich denke da lieber etwas kreativer und abstrakter, grins).

Ich möchte nicht gefangen in mir und meinem Körper sein und mich vor Schmerzen nicht mehr bewegen können. Ich möchte nicht permanent auf die Hilfe anderer angewiesen sein. Ich will nicht ständig sagen müssen, wie schlecht es mir doch geht und dabei noch ein schlechtes Gewissen haben, andere mit meiner Last zu nerven und herunterzuziehen. Ich will nicht vor Verzweiflung halb ertrinken und Angst vor morgen haben müssen. Ich will doch einfach nur leben....richtig leben....

Ach wie schön diese ersteren Manifestationen nur wären...

Die Vorstellung daran stimmt mich glücklich und traurig zugleich. Glücklich, weil in in Gedanken schon mit einem Fuß und einem glitzernden Kleid in der Disco und mit dem anderen am Strand stehe, einen Cocktail in der Hand halte und innerlich mein Lieblingslied laut mitgröle. Traurig, weil diese Vorstellungen in der Realität nicht weiter weg sein könnten und mich das Gefühl ereilt, dass es niemals überhaupt Realitätszüge annehmen wird. Singen können hätte ich gerade maximal das Lied »Girl on Fire«, von Alicia Keys, weil ich mich mit den vierzig Grad Fieber, die mich wöchentlich ereilten, durchaus irgendwie »on fire« fühlte. Aber nach Singen war mir absolut nicht zumute, zumal ich nach dem Ständchen wahrscheinlich ein XXXL-Sauerstoffzelt gebraucht hätte und das Lied »Atemlos«, von Helene Fischer, treffender gewesen wäre.

Ob es so ist, dass all diese »Ziele« beziehungsweise Träume lediglich Illusionen bleiben oder nicht, weiß ich zwar natürlich letztendlich auch nicht mit eindeutiger Sicherheit, das weiß niemand, aber dennoch werde ich diese Wunschvorstellungen weiter in mir hegen, ganz gleich ob sie eines Tages wahr werden oder nicht. Und wenn ich einen

Cocktail im Krankenhauspark trinke und für meine lang ersehnte Sonnenliege mein Rollstuhl herhalten muss, dann ist das wohl so. Aber vielleicht wird dann ja doch eines Tages aus einem Rollstuhl eine echte Sonnenliege und aus einem Krankenhauspark ein Strand oder zumindest ein See. Step by step ist vielleicht das Schlüsselwort. Irgendwie träumt man immer so groß. Es muss immer mehr und immer besser sein und natürlich ist es großartig, sich hoch gesteckte Ziele zu setzen, doch vergisst man dabei vielleicht manchmal den Wert der Kleinigkeiten und vermeintlich einfachen Dinge.

Eines Abends kam meine Mutter zu mir ans Bett und dachte ich würde bereits schlafen. Meine Atmung war flach und mein Herz schlug langsam, wie sie auf dem Monitor live mitverfolgen konnte, aber ich war da. Irgendwie zumindest. Vielleicht mehr meine leere Hülle, als mein Geist, aber wie dem auch sei. Sie nahm meine eiskalte Hand und begann leise und verzweifelt vor sich hin zu sprechen.

»Bitte lieber Gott, mein Kind stirbt mir unter den Händen weg, bitte mach was. Bitte beschütze sie, ich will nicht ihre Beerdigung planen müssen, bitte. Ich kann das nicht«, sagte Mama immer wieder, immer eindringlicher.

Da ich nicht, wie sie fälschlicherweise annahm, schlief, bekam ich jedes Wort davon mit und es drang bis in meine Knochen. Mein Herz wurde schwer und brüchig. Erstmals wurde mir richtig klar, was es vor allem für meine Eltern bedeuten würde, wenn ich sterbe. Mir wurde klar, dass ich nicht so einfach sterben kann und darf, ganz gleich wie ich mir die Erlösung auch herbeigesehnt hatte. Ja, ich hätte egoistisch denken können, und den Moment hatte ich auch danach noch öfter, dass ich doch letztendlich die Hauptleittragende bin, aber nein, ich bin kein egoistischer Mensch. Und auch, wenn ich das alles aushalten und ertragen muss, so bin ich dennoch nicht alleine. Auch wenn ich das so so oft immer noch immer wieder denke und auch damals gedacht habe.

Doch lag das alles schlussendlich immerhin auch nicht allein in meiner Hand. Ja, ich konnte versuchen weiterzukämpfen, weiter durchzuhalten und den Glauben und die Hoffnung nicht zu verlieren, aber auch wenn der Geist noch so stark ist, so kann der Körper dem manchmal trotz allem nicht mehr standhalten und einen Schlussstrich ziehen. Manchmal sind einfach alle Bemühungen vergeblich, ganz egal wie viel man gibt und wie sehr man auch kämpfen mag.

Ich glaube fast nichts in diesem Leben ist berechenbar, außer die Tatsache, dass es immer Menschen geben wird, die einem auch in der dunkelsten Nacht einen Stern der Hoffnung an den Himmel projizieren, auch wenn er nur für einen klitzekleinen Augenblick das Schwarz der Nacht erleuchten würde.

Ich war also wieder an dem Punkt, an dem ich ein helles Lichtlein an meinem dunklen Horizont gesucht habe. Wenn auch zunächst mehr oder weniger vergeblich. Obwohl ich genau das doch so sehr gebraucht hätte in dem Moment. Ein Lichtlein, das mich wieder daran glauben lassen sollte, dass auch mein Licht noch nicht ganz erloschen und auch am dunkelsten Himmel ein Funken Hoffnung zu finden ist. Doch aus heutiger Sicht denke ich mir, dass dieses Licht, dieser Stern, eigentlich gar nicht immer sichtbar sein muss. Denn letztendlich reicht doch eigentlich die Gewissheit, dass er nichtsdestotrotz immer da ist. Ganz gleich ob er im eigenen Sichtfeld liegt oder nicht. Denn verwenden wir statt unseren Augen unser Herz, mit dem wir durch die Welt gehen, so müssen wir diesen Stern der Hoffnung nicht sehen, sondern vielmehr fühlen. Mit dem Herzen. Damals konnte ich das leider nicht so sehen und habe mich oft dabei ertappt, alles zu hinterfragen und beinahe in meiner Verzweiflung und Ratlosigkeit zu ertrinken. Nicht einmal, nicht zweimal. Unzählige Male. Ewigkeiten. Tage- und nächtelang. Ich habe Tränen vergossen, die das salzige Mittelmeer hätten füllen können. Ich habe geflucht, sodass sich die Baumkronen bogen. Ich habe geschrien, dass selbst meine Tante in Amerika die Schreie, im ikonischen Sinne, nicht überhören konnte. Wieder und wieder. Auch heute noch oft.

Eigentlich bin ich ein sehr gläubiger Mensch, doch irgendwann war mein Unverständnis für meine Situation so groß, dass ich nicht mehr glauben konnte, dass es einen »lieben Gott« gibt.

Wenn es doch einen Gott gibt, warum bürdet er

dann manchen Menschen solch ein unerträgliches Leid auf? Warum nimmt er Eltern ihre Kinder? Warum lässt er all die Widrigkeiten und Grausamkeiten überhaupt zu, wenn er uns doch eigentlich genau davor behüten und auf den Weg zum Heil führen sollte? Diese tausend »Warum´s« geisterten mir jeden Tag durch den Kopf und statt eine Antwort zu bekommen, blieb ich wieder und wieder verstummt am Ufer stehen. Zu viele Fragen und keine einzige Antwort.

Warum fällt es manchmal nur so unglaublich schwer, Dinge zu verstehen oder zu akzeptieren, die wir sowieso nicht ändern können? Was bringt mir eigentlich eine Antwort, wenn es an der Gegenwart und der Realität doch ohnehin nichts ändert? Ich denke ich wollte einfach immer Genugtuung und für all das Unheil mit einer Antwort auf genau diese Fragen »entschädigt« werden, in der Hoffnung, es dann besser akzeptieren zu können. Doch auch, wenn diese Fragen immer wieder aufkommen, so sollte auch ich vielleicht öfter an den kleinen Hund denken. Er hat sich zwar auch immer wieder gefragt, warum ausgerechnet er auf einer Autobahnraststätte ausgesetzt wurde, aber auch wenn er keine wirklich kohärente Antwort auf seine Frage bekommen hat, so wurde ihm letztendlich doch gezeigt, dass er schlichtweg etwas Besseres verdient hatte. Und hätte sein damaliges Herrchen ihn nicht dort ausgesetzt, so hätte er wohl niemals zu seinen neuen Herzensmenschen gefunden, die für ihn letztendlich mehr Genugtuung waren, als jede noch so klare, vorherige Antwort auf seine Frage hätte sein können. Manchmal begreifen wir den Sinn also vielleicht erst im Nachhinein und dann wird einem klar, warum es zuvor genau so kommen musste, wie es gekommen ist.

Dazu braucht es ebenfalls nur sehr viel Geduld und aber vor allem Glaube und Vertrauen, wie es den kleinen Hund mit einer doppelten Portion Glück belohnt hat.

Gott wo bist du?

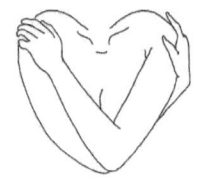

Und wenn da ein Gott ist, dann will er
das Leben, sonst hätt´ es das alles hier doch
gar nicht erst gegeben.
Doch wenn da ein Gott ist, warum bürdet er
Menschen so viel Leid und Schmerz auf?
So viel Ballast, bis man zusammenbricht.
Und immer wenn ich denke:
»Es geht nicht schlimmer«,
kommt von irgendwo jemand her und belehrt mich
eines Besseren und sagt:
»Oh doch, schlimmer geht immer.«
Tag ein Tag aus und kein Ende in Sicht.
Und ich frage mich:
»Gott, siehst du mich nicht?«
Ich rufe nach dir, rufe nach Erbarmung und
deiner Hilfe, doch du lässt mich alleine im
Regen stehen.
Ich weine, ich schreie, ich bete.
Weiß nicht, ob ich überhaupt noch richtig
sehe.
Kann nicht mehr klar denken, sehe nur noch
Nebel und Trübsal; frage mich, ob von dir noch
etwas kommt.
Wie lange, wie viel muss ich noch ertragen?
Bis du sagst, »Nun mein Kind, ist es genug.«

Zwischen schreien und schweigen.
Zwischen halt mich fest und lass mich gehen.
Egal wie laut ich schreie, die leere Stille um
mich rum bleibt bestehen.
Sie nimmt mich ein. Sie macht mir Angst, lässt
meinen Gedanken freien Lauf.
Wird es erst enden, wenn ich endgültig
zerbreche?
Willst du mich leiden sehen?

Auf der Suche nach dem »Warum« kommt von dir
nur das nächste, stillschweigende »Darum« und
ich bleibe sprachlos am Ufer stehen.
Der Abgrund scheint immer tiefer zu werden.
Ich will springen, doch habe Angst vor dem
Aufprall. Dazwischen die dumpfen, mir vertrau-
ten Stimmen, die mir Tag ein Tag aus sagen,
ich soll durchhalten.
Durchhalten wofür?
Für mehr Leid, für mehr Schmerz?
Wenn da ein Gott ist, so erhöre mich doch
bitte endlich...es ist genug.

Kapitel 6

Die Kerze der Zeit
brennt lichterloh

Nach der Suche und anschließenden

Findung eines passenden Herzzentrums sowie einer groben Durchplanung der Operation mit den Chirurgen, was sich als schwerer als gedacht entpuppte, da es sich nunmal um einen sehr komplexen und in der Kombination vergleichsweise seltenen Eingriff handelte, bekam ich glücklicherweise relativ zeitnah einen OP-Termin. Seitdem war alles anders und ein Kampf gegen die Zeit begann. Es war wie ein Wettlauf gegen die Zeit. Ich wusste fortan das Datum, an dem der Horror vielleicht endlich ein für allemal ein Ende nehmen sollte. In welche Richtung auch immer und konnte den Tag der OP einerseits kaum abwarten, andererseits hätte ich ihn am liebsten noch ewig vor mich hingeschoben oder wäre doch besser gleich ausgewandert. Jedoch hätte wohl nichts zum gewünschten Erfolg geführt. Gut, am Strand mit einem Cocktail in der Hand und Meeresrauschen im Ohr, hätte es sich mit Sicherheit deutlich angenehmer nachdenken und verzweifeln lassen, aber das eigentliche Problem wäre damit leider auch nicht behoben gewesen. Also blieb mir mal wieder nichts, als der Realität weiter ins Auge zu sehen. Mein Inneres war noch immer im Zwiespalt zwischen »Ich kann das alles nicht mehr, ich gebe auf« und der leisen Stimme der Hoffnung und meiner Willenskraft, die ganz sanft zu mir gesagt hat, dass ich es schaffen könnte und dass irgendwann vielleicht doch alles gut wird. Wenn ich ganz fest daran glaube und dafür weiter kämpfe. Ja, dass das noch nicht das Ende sein kann. Nicht das Ende sein darf. Was war mit all den Träumen, die der kleinen Prinzessin, die ich einst als kleines Mädchen war, ein Funkeln in die Augen gebracht und sie mit unbändiger Lebensfreude erfüllt hatten? Dieses kleine Mädchen war doch immer noch irgendwo in mir und ich habe mich ihr gegenüber verantwortlich gefühlt, sie nicht einfach so aufzugeben und sterben zu lassen. Das hatte sie nicht verdient. Das hatte sie einfach verdammt nochmal nicht verdient. Sie war schon immer gut genug und ein wunderbares kleines Mädchen, das nun Dinge erfahren musste, die ich ihr so unglaublich gerne erspart hätte und die sie nicht mal im Ansatz verdient hatte. Die niemand verdient hatte.

Das sollte es jetzt also gewesen sein? Das Leben? Mein Leben konnte doch nicht vorbei sein, ehe es überhaupt richtig angefangen hat, so dachte ich. Immer und immer wieder.

So viele wunderbare Menschen um mich herum haben mir alle beiseite gestanden und mir mehr denn je das Gefühl gegeben, nicht alleine zu sein, nicht alleine diesen Kampf führen zu müssen. Menschen, die mir jeden Tag neuen Mut zugesprochen, neue Kraft gegeben und mich auf meinem Weg begleitet haben und das auch heute zum Großteil noch immer tun. So dankbar ich für all die Unterstützung war, so schwer hat es doch gleichzeitig auch den bevorstehenden »Abschied« gemacht. Abschied ist so ein blödes Wort und vielleicht auch nicht das richtige. Vor allem nicht, wenn man fest daran glaubt, sich unter allen Umständen eines Tages wiederzusehen. Egal ob auf Erden oder woanders. Aber dennoch hat es sich unausweichlich so angefühlt. Für mich zumindest. Wie sagt man einem Menschen, der einem am Herzen liegt, »auf Wiedersehen«, ohne zu wissen, wie, wann und wo dieses Wiedersehen stattfinden wird?

Damals fiel es mir schon schwer meinen Eltern am »Winkefenster« im Kindergarten »tschüss« zu sagen, was mit der allgegenwärtigen Situation natürlich gar nicht mehr zu vergleichen war und dennoch, in Anbetracht der Veränderung der

Gezeiten, wohl nahezu den gleichen Schmerz in mir verursachte. Ein Abschied, der vielleicht mit keinem Wiedersehen endet. Zumindest nicht hier. Nicht auf Erden. Das geht doch gar nicht, dachte ich mir im Voraus schon etliche Male, obwohl ich diesen Gedanken und diese Vorstellung immer wieder so weit weg wie möglich von mir schob...und ja, es ging wie erwartet nicht. Ich glaube zwar fest daran, dass man sich nach dem Leben hier auf Erden irgendwo wiedersieht, war mir aber leider auch bewusst, dass das vielleicht auch nur meine verzweifelte Hoffnung und Illusion ist, um mit der latenten Situation besser klarzukommen, auch wenn ja eigentlich noch gar nichts entschieden war. Aber selbst wenn dem so sei, so war der Gedanke eines Wiedersehens der einzige Trost für mich in der Situation. Ganz gleich ob dieses nun hier oder an einem anderen wunderschönen Ort sei und ich glaube so geht es vielen, die in einer ähnlichen Situation sind oder die bereits einen geliebten Menschen verloren haben. Und doch frage ich mich, ob und vor allem wie man sich in dieser anderen Welt überhaupt wiederfinden soll...in dieser anderen Welt, in der es wahrscheinlich -naja ok mit Sicherheit-, keine Navigationssysteme oder Mobiltelefone gibt, die uns leiten könnten...Aber vielleicht muss man sich auch gar nicht finden, sondern die Herzen finden, zwischen all den Millionen anderen Seelen, ganz allein wieder zueinander. Zwei Herzen, die räumlich zuvor zwar durch Leben und Tod für temporäre Zeit getrennt waren, aber deren Verbindung dennoch nie gespalten war. Also muss man vielleicht einfach nur -wie auch so oft im Leben- seinem Herzen folgen und darauf vertrauen, dass es einen an den richtigen Ort, zu den richtigen anderen Herzen leiten wird. Das ist zumindest eine tröstende Vorstellung, wie ich finde.

Ich denke es ist aber auch gar nicht wirklich der Tod an sich, der den meisten Menschen Angst macht, sondern vielmehr die Ungewissheit vor dem, was danach kommt. So war und ist es zumindest bei mir. Und niemand kann einem letztendlich sagen, was es ist und doch bleibt einem nichts anderes übrig, als sich das auszumalen, was man sich selbst erwünschen würde und fest daran zu glauben und zu hoffen, dass dies eines Tages nicht nur ein trügerischer Hoffnungsschimmer bleibt. Auch, wenn jeder die Augen vor genau diesem Thema verschließen und es so weit wie möglich von sich abschotten will, so finde ich es eigentlich ziemlich wichtig, darüber offen und ehrlich zu sprechen. Dass die Ansichten darüber kontrovers sind, ist keine Frage, aber auch der Tod gehört nunmal zum Leben dazu. Eines Tages trifft es jeden. Den einen früher, den anderen später und selbstverständlich sollte man nicht dauernd darüber nachdenken -besonders wenn man gesund ist- und das Leben in der Gegenwart vernachlässigen, aber ich denke es schadet nicht, auch dieser Thematik etwas Widmung zu schenken. Besser man macht es, bevor es zu spät ist und ich persönlich habe für mich selbst festgestellt, dass je mehr ich mich damit befasse, desto weniger beängstigend wird es für mich. Selbstverständlich kann einem keiner eine Garantie geben, dass seine eigene Illusion letztendlich der Realität entspricht, aber es gibt Halt und Kraft, sich in diesem tröstlichen Gedankenkonstrukt besänftigt zu haben und sich sein persönliches »Happy End« zurecht zu reimen. Denn das Leben ist und bleibt nunmal endlich.

Trotzdem ist es immer wieder auch ein Stück weit beängstigend, wie nah der Tod doch gleichsam auch immer ist und nein, es ist definitiv nicht fair, in so jungen Jahren immer wieder damit konfrontiert zu werden und sich damit auseinandersetzen zu müssen, wenngleich er vielleicht gar das größte Glück für den Menschen bedeuten könnte.

Wer weiß das schon.

>>Niemand kennt den Tod, es weiß auch keiner, ob er nicht das größte Geschenk für den Menschen ist. Dennoch wird er gefürchtet, als wäre es gewiß, daß er das schlimmste aller Übel sei.<<

(-Sokrates)

Trotz allem war es mir wichtig, mich vor dem entscheidenden Tag der Tage, von bestimmten Menschen nochmal persönlich zu »verabschieden« und einfach Dinge auszusprechen, die ich sonst eher schweigsam für mich behalten habe. Damit meine ich keine Vorwürfe oder das Aufrollen alter Streitigkeiten. Ganz im Gegenteil: wie oft denkt man sich, was für ein toller Mensch jemand doch eigentlich ist, wie wertvoll, empathisch und kraftspendend er doch (für einen) ist und wie dankbar man ist, diesen Menschen zu haben. Wie dankbar man für all das ist, was dieser Mensch einem tagtäglich gibt und bereits alles für einen getan hat? Das müssen nicht mal große Taten sein. Manchmal sind es die kleinen Gesten, tröstende Worte oder einfach nur eine herzliche Umarmung, die einem Halt und Kraft geben und einem Wärme spendet.

Ich habe mich besonders in dieser Zeit an alles und jeden geklammert, der mir auch nur ein Fünkchen Halt und Hoffnung gegeben hat, weil alles so verloren schien und erst dann ist mir so richtig bewusst geworden, wie viel mich doch eigentlich hier hält und wie viele gute Gründe ich eigentlich habe, jeden Tag aufs Neue weiterzukämpfen, ganz egal wie aussichtslos auch alles scheint. Manchmal wünschte ich, ich wäre mir über diese Kostbarkeit dieser Menschen und aber auch des Lebens bereits viel früher bewusst geworden und doch bin ich dankbar, dass ich genau das überhaupt erkennen lernen durfte. Es gibt so viele Dinge, für die es sich zu leben und zu kämpfen lohnt. Dinge, die das Leben zu bieten hat und einem manchmal vielleicht gar nicht so bewusst sind: Sonnenuntergänge, ein Filme- oder Serienmarathon, nächtliche Spaziergänge, dein Lieblingsessen, stundenlange Telefonate, neue Hobbys entdecken, neue Dinge lernen, die Welt bereisen, lachen bis einem der Bauch wehtut, shoppen bis man »broke« ist, Achterbahn fahren, heiraten, Kinder kriegen, ein Picknick, ins Kino gehen, Blumen pflücken, Konzerte, Bilder machen, Roadtrips, Übernachtungen, Partys, im Regen tanzen, jemand anderem helfen, andere Menschen zum Lachen bringen, Menschen zu treffen, die das eigene Leben bereichern, deine Lieblingslehrerin, deine Freunde, deine Eltern und noch so vieles mehr, aber vor allem Dich. Du bist der wichtigste Grund. Denn du verdienst es zu leben. Ich verdiene es zu leben. Natürlich braucht man nicht alles davon, um glücklich zu sein, keine Frage, aber es ebnet vielleicht den Weg der Summe einer Vielzahl noch so kleinen und simplen Schätze des Lebens, der für einen Wert genug hat, zu bleiben und das Leben so zu leben, wie es gelebt werden sollte, mit allem, was es zu bieten hat. Ich weiß nicht, ob mir das ohne die Menschen in meinem Umfeld damals so bewusst geworden wäre. Das heißt nicht, dass ich all diese Dinge und Menschen vorher nicht geschätzt habe, im Gegenteil. Aber ich hatte, bevor ich so schwer krank wurde, kein realistisches Bewusstsein für die Limitierung unserer gemeinsamen Zeit und gar irgendwie fast eine selbstverständliche Haltung eingenommen. Genauso wie für die Tatsache, dass man Dinge nicht aufschieben sollte. Also kaufe dir das Oberteil, das du schon lange haben willst. Iss den Nachtisch, egal wie viele Kalorien er hat. Geh auf das Konzert von deinem Lieblingskünstler oder deiner Lieblingskünstlerin. Geh auf die Party. Schaue die ganze Nacht die Serie durch. Buche den nächsten Urlaub. Mache Bilder mit deinen Liebsten. Sag den Menschen, die du lieb hast, was sie dir bedeuten. Sei für andere da. Alles natürlich abhängig von dem persönlichen Stellenwert, den man einer Sache zuschreibt und individuell anpassbar, aber eigentlich immer nach demselben zugrundeliegen Prinzip und vor allem mit demselben Gedanken dahinter.

Das erinnert mich wieder an die Unterrichtsstunde im Ethikunterricht, wo wir über das Thema »Vermächtnis« sprachen. Denn wieder wurde mir

der Wahrheitsgehalt meiner damaligen Gedankengänge vergegenwärtigt und verifiziert:

»Ja Antonia, du hattest schon damals -zu Beginn
deines Leidensweges- recht. Es sind die Spuren,
die wir in den Herzen unserer Mitmenschen
hinterlassen, wenn wir gehen. Nur das zählt und
nichts anderes« -wurde mir mit einem Satz wieder
einmal mehr bewusst. Ich denke genau diese
»Erkenntnismomente« kann man gar nicht
wirklich haben, wenn man, gefangen in seinem
Alltagstrott, fast glaubt ein unendliches Leben zu
führen und einem die Zerbrechlichkeit des Lebens
nicht im Geringsten bewusst ist. Doch ist es dann
vielleicht irgendwann zu spät, sich Gedanken
darüber zu machen und den Blick auf die wirklich
wichtigen Dinge im Leben zu lenken, die sonst
so oft -vielleicht auch unbeabsichtigt- einfach untergehen...

Kapitel 7

Te quiero...

Abschied heißt nur auf Wiedersehen

W enige Tage vor der »Deadline«,

verabschiedete ich mich also Stück für Stück von einem Herzensmensch nach dem nächsten.

Als »Herzensmensch« betitle ich all diejenigen Menschen in meinem Umfeld, die mir sehr am Herzen liegen und die das Herz regelrecht am rechten Fleck haben. Menschen, die so wunderbar und kostbar sind, wie nichts anderes im Leben. Menschen, die mir so viel gegeben haben, was mit keinem Geld der Welt zu bezahlen ist und Menschen, die mich daran erinnert haben, wie schön, wie kostbar das Leben ist und wofür es sich zu kämpfen lohnt. Immer und immer wieder. Der kleine Prinz würde jetzt sagen, dass sie mit dem Herzen sehen und auf diese Weise durch die Welt gehen, denn »man sieht nur mit dem Herzen gut, das Wesentliche ist für die Augen unsichtbar«, so sagt er beziehungsweise Antoine de Saint-Exupéry, den ich als kleines Kind schon immer toll fand und doch wohl erst mit der Zeit den wahrhaftigen Kern dahinter verstanden habe.

Mit jedem Treffen, mit jedem Gespräch, wurde mein emsiges Herz um einiges schwerer und brach innerlich gefühlt in tausend Teile, die lediglich die zurückgebliebenen, noch übrigen Trümmer meines Lebens gespiegelt haben.

So viele wunderbare Menschen, die mir alle zugesprochen haben, mich fest an sich gedrückt und mir das Gefühl gegeben haben, dass sie einfach nur da sind. Solch wunderbare Menschen, die mehr als ein Segen und alles andere als selbstverständlich sind. So viel Unterstützung. So viel Dankbarkeit, so viel Angst, so viel Wehmut, so viel Verzweiflung und doch ein wenig Hoffnung, Trost, Halt und Mut durchbrachen diese Situationen meinerseits.

>> Besondere Menschen erkennt man nicht,
man fühlt sie. <<

(- Buddha)

Ich glaube kein Jugendlicher möchte sich freiwillig mit dem Thema »Sterben« beschäftigen und doch ist es auf der anderen Seite vielleicht gar nicht allzu verkehrt auch mal einen Blick auf diese »Schattenseite« des Lebens zu werfen- auch wenn man gesund ist und dieses Thema für einen selbst vielleicht noch weit weg ist. Eigentlich ist dem Alter doch erst so richtig an »leben« zu denken. Doch ich hatte keine Wahl. Ich stand unausweichlich vor der Mündung zwischen Leben und Tod, wie vorher zwar auch schon des Öfteren durch prekäre Zwischenfälle und Komplikationen meines Krankheitsverlaufes, aber diesmal war es anders. Es hatte etwas Endgültiges und ein Ablaufdatum. Ein mögliches zumindest. Eines, das Fluch oder Segen hätte bedeuten können. Ich kam mir vor wie in einem Hamsterrad, gegen das ich versuchte anzukämpfen und doch letztendlich keine Chance hatte. Und keiner konnte es aufhalten. Keiner konnte mich aus dieser Situation befreien, was ich mir in der Zeit mehr denn je herbeigesehnt hatte.

Ich wollte ja leben, mehr als das, aber eben nicht so. Nicht mit all dem Leid, mit all den täglichen Schmerzen, die mir jeglichen Hauch von Verstand raubten. Und vor allem aber wollte ich nicht mein ganzes Leben an mir vorbeiziehen sehen, während ich der Willkür »meines Schicksals«, beziehungsweise besser gesagt meiner Erkrankungen, hilflos ausgeliefert bin.

Am meisten taten mir meine Eltern leid. Sie haben alles versucht für mich zu tun und doch wollten sie einfach nicht wahrhaben, dass ich nicht mehr möchte, nein, dass ich nicht mehr konnte. Aber ich denke das gehört zum Elternsein dazu, dass man sein Kind um jeden Preis am leben halten will...aber sie haben mich nicht verstanden, nein, sie wollten gar nicht verstehen und die Augen vor der Realität verschließen. So, wie ich es am liebsten auch getan hätte, was nur leider schwierig ist, wenn man selbst der Hauptprotagonist seines eigenen Dramas ist. Es soll kein Vorwurf sein und doch habe ich immer wieder versucht die richtigen Worte zu finden, was doch eigentlich schier unmöglich war...Zumindest bis ich meiner Mutter eines Tages mit Unterstützung eines Arztes meines Vertrauens, offen sagte, dass ich nicht mehr kann und...vor allem nicht mehr will...Es gibt nichts Wichtigeres, als offen und ehrlich über alles zu sprechen, was einem auf dem Herzen liegt.

»Mama...ich weiß du willst das nicht hören und es tut mir so leid dir das zu sagen, aber ich kann wirklich nicht mehr. Ich...hab keine Kraft mehr. Ich halte das alles nicht mehr aus. Es macht mich kaputt. Es hat mich schon kaputt gemacht und ich gehe immer mehr daran zugrunde. Ich fühle mich, als würde ich am lebendigen Leib sterben.

Diese Schmerzen und Qualen bringen mich um. Ich.. weiß nicht mehr weiter, ich weiß nicht, wie ich das noch länger ertragen soll. Ich hab immer alles versucht zu geben, was ich konnte, aber es hat nichts gebracht, es hat nie gereicht, es war nie genug und es wird doch eh nie ein Ende nehmen... es tut mir leid, ich weiß ich hab dir versprochen nie aufzugeben, aber...ich will das nicht mehr. Ich kann das wirklich nicht mehr. Ich will nur noch, dass die Schmerzen aufhören; ich will nur noch, dass das alles endlich aufhört«,

waren die einzigen Sätze von meiner zuvor zurechtgelegten Rede, die ich mit zerbrechlicher, weinerlicher Stimme aus meinem Gedankenchaos zurecht gereimt bekommen habe.

So schwer diese Worte waren und wie wenig man sie hören oder aussprechen will, umso wichtiger sind sie doch letztendlich gewesen und halfen beiden Parteien schließlich, einen halbwegs gesunden und vor allem ehrlichen, authentischen, realistischen Umgang mit der ohnehin zermürbenden Situation zu finden und gleichsam an einer partiellen Verarbeitung der Geschehnisse anzuknüpfen. Sofern das inmitten dieses anhaltenden Horrorfilms zumindest möglich war.

Erstmals redeten wir stundenlang offen und ehrlich über unsere Gefühle und Gedanken und es dauerte nicht lange, bis uns beiden klar wurde, dass wir beide nicht mehr können; dass wir beide am Ende sind. Jeder auf eine andere Art und Weise, aber mit demselben Resultat.

Ich habe sie wieder einmal verzweifelt gefragt, warum sie mich nicht einfach gehen lässt und ihre nachfolgenden Worte brachen mir regelrecht das Herz:

»Weißt du, wenn du stirbst, dann stirbt auch ein Teil von mir. Du bist doch mein Kind. Ich will dich nicht beerdigen müssen. Wie soll ich denn ohne dich weiterleben, wie? Sag es mir, wie?«,

begegnete sie mir mit weinerlicher Stimme und Tränen in den Augen, während sich meine Tränen bereits den Weg nach draußen anbahnten. Keine Minute später lagen wir uns beide weinend in den Armen und haben dieses verdammte Leben mal wieder aufs Übelste verflucht. Das Leben kann so unglaublich ungerecht sein und wir haben uns beide wieder einmal mehr gefragt, was das hier nur für ein Albtraum ist und was wir bitte um alles in der Welt verbrochen haben, dass dieser auch noch in Dauerschleife für uns läuft. Ja…

wieder diese unzähligen und zermürbenden Fragen, die ohne Antwort bleiben werden, aber dennoch immer wieder ausgesprochen werden dürfen und teilweise sogar müssen.

Es tat mir in der Seele weh zu wissen, welche Belastung ich für meine Eltern, aber eigentlich auch für mein ganzes soziales Umfeld bin. Meine Eltern, die ihr letztes Hemd für mich opfern würden und mein Wohl immer über ihr eigenes gestellt haben...meine Eltern, die mich immer unterstützt haben und bedingungslos hinter mir standen, ganz egal wie schwer es zwischendrin auch mal zwischen uns war, was in dem Alter ganz normal ist...und dennoch sind nicht nur sie hilflos. Ich doch genauso.

Wieder wusste ich, dass ich niemals so »einfach« gehen könnte, wie ich es manchmal für möglich gehalten habe, wenn mich mein Leid wieder wie eine diabolische Flut überkommen hat, und dass mich mehr Hände auf dieser Erde halten, als ich manchmal fälschlicherweise gedacht habe. Warum denkt man nur so oft, dass man trotz all der Millionen Menschen auf dieser Erde, und vor allem der Menschen in seinem Leben, ganz alleine ist? Diese Frage stelle ich mir leider bis heute und habe auch noch keine richtige Antwort drauf gefunden, aber ich denke wir Menschen sind schlichtweg so gepolt, dass wir oft vergessen, dass füreinander dasein nicht immer zwangsläufig mit physischer Anwesenheit assoziiert sein muss. Manchmal reicht es vielleicht auch, sich bewusst zu machen, dass seelische Verbindungen soviel stärker und wertvoller sind, als wir meinen. Aus den Augen heißt nicht immer gleich auch aus dem Sinn. Auch wenn es naheliegend ist.

Um jedoch wenigstens so beruhigt wie möglich meine Augen am Tag der OP schließen und mit jedem möglichen Ausgang halbwegs klarkommen zu können und mir selbst keine Vorwürfe machen zu müssen, wollte ich einfach vorher alles geregelt, alles ausgesprochen und nichts unversucht gelassen haben. Mein insgeheimes Motto, das sich damals durch die Situation gezogen hat und auch heute noch meine Art Leitspruch ist, war eigentlich »mit dem Schlimmsten zu rechnen und still und leise trotzdem noch auf das Beste zu hoffen.«

Alle anderen Denkweisen mündeten bei mir zuvor leider immer nur in noch größerer Enttäuschung und subjektivem Schmerz, weswegen sich dieses Denkmuster schlussendlich als mein sicherstes- oder sagen wir prädestiniertestes- entpuppt hat. Damit ich diesen inneren Gemütszustand (zumindest vermeintlich) erreichen konnte, lag es mir unglaublich am Herzen, mich auch von einem mir sehr wichtigen Menschen zu verabschieden, den ich zu dem Zeitpunkt bereits seit mehreren Jahren nicht mehr persönlich gesehen hatte. Nicht nur, weil wir räumlich so weit voneinander entfernt waren, sondern weil irgendwie das wahre Leben dazwischen kam, das nunmal manchmal andere Pläne hat und stattdessen seine eigenen Geschichten schreibt. Doch nur, weil wir uns solange nicht gesehen hatten, hieß das nicht, dass wir nicht beieinander waren. In Gedanken zumindest. Wie so oft im Leben. Manche sagen ja, man vergisst Menschen, die man lange nicht gesehen hat. Ich sage: »Man vergisst niemanden, den man im Herzen trägt.«

Und auch, wenn wir wussten, wir können uns gerade nicht sehen und jeder führt seinen eigenen Kampf mit dem Leben und den dazwischen gestellten Hürden, so ist der Andere trotzdem irgendwie da und man hofft mit- und füreinander.

Ich habe sie für mich immer »Lieblingsvertrauens-person« genannt, bleiben wir hier einfachheitshalber also bei diesem Synonym. Ich weiß nicht, aber sie ist einer der wenigen Menschen, dem ich bereits nach unglaublich kurzer Zeit mein Herz ausgeschüttet hätte. Sie ist so ein Mensch, den jeder gerne in seinem Leben hätte beziehungsweise braucht. Nicht nur, dass sie immer eine allgegen-wärtige Wärme versprüht hat, sie ist einfach ein Mensch, den man gerne um sich herum hat und dessen Anwesenheit alleine einem unglaublich gut tut. Ich wüsste nicht, was ich in vielen Situationen ohne sie gemacht hätte. Manche Menschen spielen sich wohl einfach ins eigene Herz, ohne, dass man etwas dagegen tun kann…ich weiß es nicht, aber ich glaube auch hier irgendwie an das Schicksal.

An das Schicksal, dass wir uns zu genau dieser Zeit, zu Beginn meines »Leidensweges«, begegnen und sich unsere Wege kreuzen sollten. Wie oft habe ich, besonders in Momenten, wo ich kurz vorm Aufgeben war, an sie und ihre Worte gedacht und wie weh tat es dann, zu realisieren, dass seit unserer letzten physischen Umarmung nichts mehr ist, wie es einmal war. So vieles hätte ich damals bei unserem letzten Treffen eigentlich gerne noch gesagt gehabt, aber ich habe es nicht getan. Obwohl es so vieles gegeben hätte, das mir schon damals auf dem Herzen lag. Es hat sich zum Teil aber einfach nicht ergeben gehabt und ich relativierte mein Bedürfnis, es nach außen zu tragen, mit der Aussage, dass mir das ja nicht davonlaufe. Von wegen. Es gibt Dinge, die wollen an »dem perfekten Zeitpunkt« gesagt werden, wobei es genau diesen im Leben wahrscheinlich nie gibt und sie daher schlimmstenfalls letztendlich für ewig verschwiegen bleiben.

Mit einem Fuß steckte ich irgendwie gefühlt immer noch in unserem gemeinsamen »Damals« fest und versuchte verzweifelt irgendwie zu begreifen, welche Gratwanderung seitdem vonstatten ging und was alles passiert ist. Ein konstantes Gefühl der Ohnmacht sorgte allerdings dafür, dass mein Gehirn zum Großteil nur wie ein hängengebliebenes Band funktionierte und ich somit mit meinen Bemühungen der Verarbeitung nicht sonderlich weiterkam, während es genauso Momente gab, wo ich einfach alles dafür getan hätte, sie noch einmal wie damals umarmen zu können und meinem Schmerz und meiner Trauer freien Lauf zu lassen. »Damals«. Damals klingt fast, wie wenn eine 80-jährige von ihrer lebhaften Jugend erzählt, dabei meint mein beziehungsweise unser »Damals« eigentlich »nur« zwei Jahre. Zwei Jahre...ganz schön viel Zeit und doch auch so wenig. Je nachdem, wie man es nimmt zumindest. Zeit ist immer so subjektiv. Man kann sich regelrecht darüber streiten, ob ein bestimmter Zeitraum lang oder kurz ist und doch ist er in jenem Fall lang genug, dass sich währenddessen die Ereignisse förmlich überstürzen können und nichts mehr ist, wie es einmal war, wie wir beide schließlich mehr oder weniger am eigenen Leib erfahren mussten. Und auch, wenn damals alles anders war, so hat sie mir die letzten Jahre immer wieder so viel Wertvolles mit auf den Weg gegeben und mir bereits zu Beginn meines steinigen Weges gezeigt, dass ich immer weitergehen muss. Ganz egal wie schnell ich dabei vorankomme, aber ich muss gehen. Schritt für Schritt. Auch wenn das nicht nur einmal leichter gesagt, als getan war. Sie hat -wie so viele andere Hezensmenschen in meinem Leben (danach) auch- immer einmal mehr an mich geglaubt, als ich es selbst tat und mir Kraft gegeben, wo schier keine mehr da war. Mir Mut zugesprochen, obwohl ich selbst keinen Mut und keine Hoffnung mehr hatte und hat mir Halt gegeben, als ich mich verloren fühlte. Ohne genau solche Herzensmenschen wie sie, wäre ich wohl niemals erst so weit gekommen und mit keinen Worten der Welt kann ich meine Dankbarkeit gegenüber genau diesen Menschen in Worte fassen und ich bin jedem einzelnen auf eine ganz besondere Art und Weise unglaublich dankbar, für die ganze Unterstützung, den unaufhörlichen Zuspruch, die Kraft und die Fürsorge.

Was wäre ich nur ohne diese Menschen?

Was wären wir nur alle ohne solche Menschen?

Spätestens jetzt wurde mir einmal mehr bewusst, dass es im Leben um alles andere als um materielle Dinge geht. Denn es geht um so viel mehr.

Es geht nicht darum ein reicher Mensch, sondern darum ein wertvoller Mensch zu sein. Es geht um Nächstenliebe, um wahre Freundschaft, um Zusammenhalt, um bedingungslose Unterstützung und gegenseitigen Beistand. Auch in schweren Zeiten oder nein, gerade in schweren Zeiten- mehr denn je. Es gibt im Leben nichts Wertvolleres, als

Menschen zu haben, die immer hinter einem stehen. Menschen, die dich immer unterstützen und deinen Weg mit dir gehen werden, egal wie steinig dieser auch sein mag oder noch werden wird. Menschen, die dir die Hand reichen und sie Hand nicht loslassen, auch wenn ihnen damit selbst vielleicht ein Stück weit die Probleme anderer aufgebürdet werden könnten. Das müssen nicht viele sein, solange es die richtigen sind.

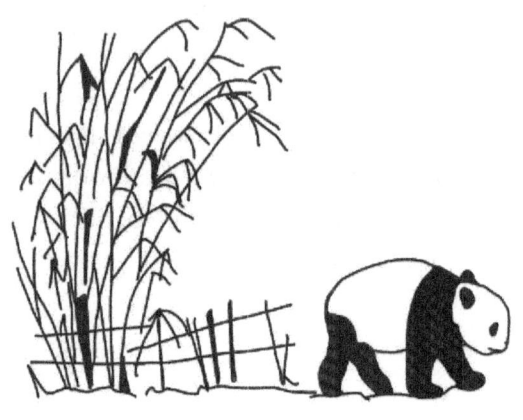

»Was ist wichtiger?«,
fragte der große Panda.
»Der **Weg** oder das **Ziel**?«

»Die *Weggefährten*«,
sagte der kleine Drache.

-James Norbury-

So sehr ich mein Schicksal die letzten Monate und Jahre immer wieder verfluchte, so dankbar war ich im gleichen Atemzug jedoch, als ich meine beschriebene »Lieblingsvertrauensperson« wiedersehen und mich auch von allen anderen meiner »Herzensmenschen« persönlich verabschieden beziehungsweise sie alle einfach nochmal sehen und umarmen durfte. Ich denke nicht jeder hätte in meiner Situation so gehandelt, aber vielleicht habe ich dieses »Verabschieden« auch einfach ein Stück weit gebraucht, um eben nicht wieder mit diesem zermürbenden Gefühl der Haltlosigkeit und Angst konfrontiert zu werden, Dinge unausgesprochen gelassen zu haben, die mir doch eigentlich so wichtig waren und auf dem Herzen lagen. So wie es mich eben in so vielen Momenten davor, wo ich dem Tod näher war als dem Leben, eingenommen hatte, ich meine Gedanken davon aber nicht lösen konnte und diese mich schlussendlich in einem Strudel der Sintflut immer wieder halb untergehen ließen.

Ich habe zwar keine Angst vorm Sterben oder dem Tod selbst, aber ich habe Angst vergessen zu werden. Ja, am Anfang denken vielleicht noch öfters Menschen, die einem nahestanden, an einen, aber mit der Progressivität der Zeit schwinden auch immer mehr die Gedanken und die Erinnerungen an die Personen und rücken folglich in den Hintergrund. Man gewöhnt sich daran, dass jemand nicht mehr da ist. Bei manchen passiert das schneller, bei anderen langsamer, doch die Welt wird sich immer weiter drehen. Ganz egal wer und wann jemand geht. Schwer zu begreifen und doch eigentlich logisch und in sich schlüssig. Was nicht heißt, dass Sehnsucht und Trauer mancher unbedingt auch erloschen werden, aber trotzdem.

Die Tage bis zur OP waren gezählt, die Uhr tickte weiter wie eine tickende Zeitbombe und jeder Tag war geprägt von mindestens einem Treffen, das mit den Worten »Mach´s gut« oder »Auf Wiedersehen« und einem schweren Herzen endete. Alles andere als einfach, wenn man weiß, was bevorstand und mit der Ungewissheit, wann und vor allem wo man sich je wieder in den Arm schließen könne, aber gleichzeitig auch so wichtig für mich war. Jede Umarmung war eine Umarmung voller Angst, Verzweiflung, Trauer und gleichzeitig voller Liebe, Kraft und Hoffnung. Eine Umarmung, die kostbarer und schmerzhafter zugleich nicht hätte sein können.

Zu dem Zeitpunkt ging es mir körperlich und seelisch jedoch bereits so schlecht, dass wir gar nicht allzu viele Worte gewechselt hatten. So wie in nahezu allen Gesprächen mit genau diesen »Herzensmenschen« ebenso. Gut, das lag vielleicht auch an der zermürbenden Situation an sich, für die es nahezu keine, zumindest keine vermeintlich richtigen, Worte gab, aber manchmal braucht es vielleicht auch gar nicht viele Worte. Manchmal reicht es, wenn zwei Herzen dieselbe Sprache sprechen und man einfach nur spürt, dass der andere da ist. Und doch waren die Worte, die wir gewechselt haben, unglaublich kostbar und wichtig für mich. Manche Dinge sollte man besser aussprechen, anstatt sie wie ein Messer herunterzuschlucken, das am Ende nur das eigene Leib zerfleischt. Ich wollte nicht wie beim »letzten Mal« dastehen und mich selbst dafür bezichtigen und mir Vorwürfe bis zum Abwinken machen, dass ich nicht einfach ausgesprochen habe, was ich denke und fühle. Das hatte ich mir selbst geschworen. Nicht immer ist schweigen Gold. Und doch sagen zwei Herzen, die dieselbe Sprache sprechen, oft soviel mehr, als Worte es je könnten. So oft braucht es manchmal einfach nur eine liebevolle Umarmung und ein leises »Alles wird gut.«

Da mir jedoch zuvor bewusst war, dass mir die Worte im Hals stecken bleiben werden, beschloss ich, wie viele andere auch, meine Gedanken und Gefühle einfach aufzuschreiben. Nicht, um damit einen obligatorischen Abschiedsbrief zu hinterlassen, sondern um mir jegliche Gedankenlast von der Seele zu schreiben. Denn ja, es hilft, Gedanken einen Ausdruck zu verleihen und sie nach außen zu tragen. Sie sichtbar zu machen und damit ein Stück weit von sich selbst abzulösen.

Und doch waren wohl vor allem auch an meine beste Freundin keinerlei Worte genug:

Meine liebe Pati,

jetzt ist doch tatsächlich bald der Tag
der Tage da und die Sanduhr ist so gut
wie abgelaufen.
Ich weiß gar nicht, ob ich mich freuen
soll oder nicht. Ich weiß aktuell gar
nichts mehr. Ich fühle mich wie eine
Marionette. Versuche irgendwie noch zu
funktionieren und bis zur OP durchzuhalten, in der Hoffnung, danach einfach
erlöst zu werden. In welche Richtung auch
immer. Meine Kräfte sind aufgebraucht und
meine Seele erschöpft. Es ist so schwer,
das alles noch irgendwie auszuhalten und
nun, nun ist plötzlich ein mögliches Ende
in Sicht. Das Ende, was ich mir inzwischen so lange herbeisehne… Es ist so
verrückt und ich kann gar nicht mehr klar
denken. Ich weiß selber nicht wirklich
was ich will und verstehe mich selbst
nicht mehr. Aber würde ich wirklich ohne
Weiteres aufgeben wollen, würde ich das
alles doch eigentlich gar nicht mehr auf
mich nehmen oder!?
Ich weiß es nicht…ich weiß aktuell gar
nichts mehr. Ich denke so viel und
gleichzeitig auch nichts. Mein Kopf ist
so voll und mein Herz ist schwer.

Ich bin traurig und ich hab Angst und will dir auch nicht „auf Wiedersehen" sagen. Ich weiß zwar, dass unsere Herzen eins sind und uns daher nichts und niemand je trennen können wird, aber wie kann ich nur sicher sein, dass wir uns woanders wiederfinden würden? Ja, ich hoffe, dass unsere Herzen uns leiten, so wie sie uns auch in dieser Welt zueinander geführt haben, obwohl wir uns nie gesucht und dennoch gefunden haben und doch habe ich Angst, dich dort nicht zu finden. Egal ob jetzt, nächstes Jahr, in hundert Jahren oder wann auch immer.

Du hast mir gezeigt, was wahre Freundschaft ist und ich weiß genauso wie du, dass wir uns gegenseitig so viel Kraft gegeben und uns bis hier hin gekämpft haben. Auch wenn es für uns beide zwischenzeitlich alles andere als gut aussah und wir laut manchen Ärzten wohl beide schon längst unter der Erde sein müssten. Aber tja, wir sind halt zwei Kämpferinnen, die dem Leben zeigen wo´s langgeht und nicht andersrum…so haben wir es zumindest bis jetzt immer gemacht, ganz gleich wie schwer es auch immer wieder war.

Ich bin so unglaublich stolz Dich, auf uns und unsere Freundschaft, das glaubst du gar nicht.

Es sind Menschen wie du, die das Leben lebenswert machen und ich bin unglaublich dankbar, einen wunderbaren Menschen wie Dich an meiner Seite zu haben und Dich meine beste Freundin nennen zu dürfen.

Wobei…wir sind eigentlich gar keine Freundinnen. Wir sind so viel mehr.

Wir sind Seelenverwandte.

Auch wenn wir unseren Plan, den »Mount Everest« mit unseren Rollis zu besteigen, leider noch nicht umsetzen konnten und es vielleicht auch nie werden, so sind die Dinge, die wir die letzten Monate vonein-ander gelernt und miteinander erlebt haben, wohl umso kostbarer.

Ich bin so froh, dich kennengelernt zu haben und weiß, dass wir immer beieinan-der sind. Für immer und ewig.

Komme was wolle.

Ich hab dich sehr sehr dolle lieb.

Danke für alles, meine Liebe.

Deine Antonia

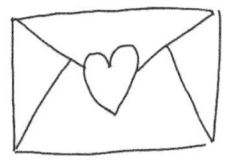

Einer von relativ vielen Briefen, die Worte beinhalteten, die ich wünschte auch so viel öfter gesagt zu haben. Ohne einen konkreten Anlass.

Warum musste jetzt überhaupt erst so eine Situation eintreten, um diesen Worten explizit eine Stimme zu geben?

Natürlich wussten meine Herzensmenschen grundsätzlich, was sie mir bedeuten, aber dennoch blieb so viel immer unausgesprochen. Obwohl all diese Worte mich nie etwas gekostet hätten. Es hätte ja keinen spezifischen Grund gegeben, das »einfach mal so« zu sagen, aber...braucht es das wirklich? Braucht es unbedingt einen Grund, um jemandem zu sagen, wie gern man ihn hat? Wie sehr man ihn schätzt? Ich denke die Antwort erübrigt sich von selbst.

>> Trennung ist wohl Tod zu nennen,

denn wer weiß, wohin wir gehn,

Tod ist nur ein kurzes Trennen,

auf ein baldig Wiedersehn. <<

(-Joseph von Eichendorff)

Wenn mir die Worte fehlen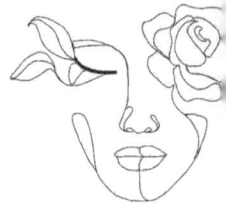

Hab so viel Kummer auf dem Herzen,
denn mein Leben besteht sowieso nur noch aus
unglaublich starken Schmerzen.
Hab so viel zu sagen, doch keine Worte sind
genug,
sie ersticken mehr und mehr mit jedem Atemzug.
Also schlucke ich sie notgedrungen immer
wieder und immer weiter herunter und bleibe
sprachlos am Ufer stehen.
Wieder stelle ich mir zum tausendsten Mal die
Frage: soll ich bleiben oder gehen?
Warum ist es nur so schwer, für das schier
Unbegreifliche Worte zu finden und dafür zu
sorgen, dass wenigstens all diese dunklen
Gedanken endlich verschwinden?
Wenn es nur so einfach wäre, würde ich jeden
Gedanken als eine Silbe oder einen Vokal in
meinen Mund legen
und ihn stattdessen nicht wie einen schweren
Stein auf meinem Herzen hegen.
Denn vielleicht würde er dann auch irgendwann
endlich aufhören - der permanente Regen.
Doch wie ein Fass, das irgendwann überläuft
oder du immer mehr Salz in die Wunde streust,
so wird das Feuer eines Tages entfachen
und dann, dann wird es so richtig krachen.
Die in mir verstummten Worte werden alles,
samt der Fassade, zum Einsturz bringen

und genau dann, will ich wahrscheinlich am
liebsten von der Klippe springen.
Doch vielleicht bedarf es gar nicht immer
vieler Worte,wenn zwei Herzen dieselbe Sprache
sprechen und die Totenstille allein mit ihrer
besonderen Verbindung brechen.
Also so auch mal still und lausche mit Bedacht
und gebe stets auf die Sprache deines Herzens
Acht.

Irgendwie denke ich gerade an unsere Zeit damals in Berlin zurück. Es war herrliches Sommerwetter, wie man es sich schöner kaum vorstellen könnte und doch ging es mir nicht gut. Zwar nicht ansatzweise so schlecht wie heute, aber dennoch schlecht genug, um das schöne Wetter und die schöne Stadt nicht richtig genießen zu können. Tja, wie gerne würde ich noch einmal, wie damals, mit ihr an einer Art Strandbar an der Anlegestelle der Jannowitzbrücke sitzen, die Fußball-WM schauen, ein erfrischendes Getränk schlürfen, die warme Sonne in meinem Gesicht spüren und mit keinem Gedanken erahnen, was noch alles passieren würde. Wie gerne würde ich das nur…

Als sie und ich uns vor zweieinhalb Jahren das letzte Mal sahen, verabschiedeten wir uns mit einem einfachen »tschüss«, wie man es als »normaler Mensch« üblicherweise des Öfteren tut. Dass der Gegenspieler des Lebens, nämlich der Tod, diesem »tschüss« mehrmals fast im Weg stand, hätte damals wohl keiner von uns beiden so wirklich gedacht. Damals, als ich noch halbwegs gesund war. Als das Krankenhaus noch nicht mein zweites Zuhause war, als ich noch richtig am leben war und meine Welt noch nicht, zumindest nicht derart, in Flammen stand…Wie auch. Ich glaube so etwas kann und will man sich in seinen fernsten Gedanken nicht mal ansatzweise vorstellen. Doch genau daran sieht man, wie schnell sich das Leben doch ändern kann, ohne dass man es vorher groß erahnen kann. Es kann jeden treffen. Egal ob jung, ob alt. Manchmal kennt das Leben- oder vielleicht auch eher das Schicksal- leider keinen Halt und keine Gnade und fragt einen auch nicht danach, ob einem ein solcher Schicksalsschlag gerade in den Kragen passt. Nein, man hat dann keine andere Wahl, als dies hinzunehmen, dagegen anzukämpfen und dennoch versuchen weiterzumachen und sich nicht unterkriegen zu lassen. Auch ich hätte es damals niemals für möglich gehalten, dass eine beziehungsweise sogar mehrere, schwerwiegende Erkrankungen, von heute auf morgen alles ändern können und mich letztendlich vor einem Trümmerhaufen, der sich mein eigenes Leben nennt, stehen lassen.

Alle meine Träume, alle Pläne waren von jetzt auf gleich wie ausgelöscht. Wie eine Seifenblase, die zerplatzt, bevor man sie überhaupt berühren konnte. Wie oft habe ich gebetet, gehofft und gefleht, in all der Ungewissheit wenigstens Menschen wie sie nochmal wiederzusehen und unausgesprochenen Dingen eine Stimme zu geben? Es war mir in dem Moment so egal geworden, ob ich je wieder an einem Strand einen Cocktail schlürfen oder das Tanzbein in der Disco schwingen würde, wie ich es mir zuvor zwar oft herbeigesehnt hatte, was aber inzwischen total irrelevant wurde. Denn wieder wurde mir bewusst, dass es am Ende nichts als die Menschen, die einem am Herzen liegen, sind, die von wirklicher Relevanz sind. Die Menschen, mit denen man sein Leben teilt und die Teil der eigenen Reise des Lebens sind. Kein Strand der Welt hätte da mithalten können.

Am Tag des Abschiedes waren auch in diesem Gespräch keine Worte genug und schnürten mir regelrecht die Kehle zu. Mir wurde wieder einmal klar, dass man nie bereit ist sich zu verabschieden und »Lebewohl« oder auch »auf Wiedersehen« zu sagen. Nicht so. Nicht in diesem Fall. So schwer es mir fiel dies zu akzeptieren, so menschlich ist es doch letztendlich. Niemand will Menschen loslassen, die einem am Herzen liegen, niemand will, dass sich ein Schatten wie der Tod zwischen einander stellt und gleichsam so viel Ungewissheit, Schmerz und Trauer mit sich bringt. Niemand möchte jemandem »Lebewohl« sagen, ohne zu wissen, ob, wann und wo sich die Wege je erneut kreuzen würden und wo die Ungewissheit größer als alles andere ist. Auch wenn es wohl irgendwie trotzdem ebenso zum Leben dazugehört...

Auch meine Lieblingsvertrauensperson und ich umarmten uns ein letztes Mal voller Ungewissheit und sie flüsterte mir:

»Wir schaffen das, ich bin da« und ging.

Zurück blieben Angst, Trauer, Verzweiflung, aber eben auch ein noch so kleiner Funke Hoffnung. Hoffnung, die ich selber immer wieder verloren habe und noch immer immer wieder verliere und nur durch genau solche Menschen wieder finde. Wenn auch meist nur bruchhaft und temporär. So endete jedes Treffen, mit all meinen Herzensmenschen, mit einer tröstenden, liebevollen Umarmung und verstummte mich innerlich gleichzeitig immer mehr. Meine metaphorische innere Kerze war fast abgebrannt und meine Emotionen, das Wachs, liefen immer mehr über, während die Kerze immer kleiner und der Kerzenschein immer dunkler wurde.

>> Der Sinn des Lebens besteht nicht darin
ein erfolgreicher Mensch zu sein,
sondern ein wertvoller.<<

(- Albert Einstein)

Tagebucheintrag, xx.xx.xxxx

Hallo Tod,

du bist hier, überall, nicht wahr? Irgendwie bist du immer da und doch so unscheinbar und vor allem unsichtbar. Wie ein Schatten, der über allem und jedem schwebt und den meisten Menschen Angst macht, weil sie dich nicht kennen. Sie wissen nicht, wer du bist, was du uns bescherst und wohin du uns letztendlich führst. Sie kennen dich zumindest nicht so, wie ich dich kenne. Vielleicht bist du ja gar nicht der Schmerz, den du nach außen für viele verkörperst, sondern die Erlösung, die ich in dir sehe. Für mich bist du ein Nachhausekommen, ein Ankommen und in Frieden sein. Und vielleicht auch ein Wiedersehen. Mit all meinen Lieben, die du mir schon genommen hast und eines Tages noch nehmen wirst. Bei dir gibt es kein Leid, kein Schmerz und keine Qual. In meinen Augen bist du die Freiheit, die der Mensch überhaupt erst erlangen kann, wenn die Seele frei und nicht gefangen in einem Körper ist. Ich denke, dass du der Beginn einer neuen Reise bist, dessen Weg wir auf Erden zwar nicht greifen und nicht nachvollziehen können, aber dennoch hoffen, dass diese zweite Reise somit der Anfang der Unendlichkeit ist und der

Regenbogen dort seine Wurzeln findet.

Früher oder später werden wir alle die Reise zu oder mit dir antreten und ich, für meinen Teil, weiß inzwischen sicher, dass du nicht das Ende, sondern der Anfang etwas Neuen bist.

Ich will noch nicht sterben.

Ich will noch was erleben.

Ich habe auf der Reise des Lebens noch nicht alles gesehen, was ich sehen wollte, ehe ich die nächste Reise antreten könnte oder wollte. Aber gleichzeitig hab ich auch vollstes Vertrauen in dich. Du wirst mich schon holen, wenn es sein muss, ja, wenn es so weit ist, und wirst mich erlösen, von all dem Bösen, von all dem Leid und Schmerz, den das Leben mir zufügt.

So bist du also der Preis den ich für meinen Frieden zahlen muss!?

So sehr ich mich danach sehne, so sehr brauche ich meine lieben Leute hier auf dieser Erde und will sie nicht verlassen und wo immer auf sie warten, bis du sie auch holst und auf die nächste Reise schickst.

Der schwarze Geist, den du verkörperst, so warm er doch schier ist; ich will den Frieden und die Erlösung, doch den Tod selbst noch nicht...

Es ist jeden Tag dasselbe Leid und doch, die Hoffnung, die mir bleibt.

Zwischen »Ich will loslassen und gehen« und

»ich will leben«, bist du die Kreuzung,
vor der ich früher oder später wieder stehe.
Deine Wärme und Friedlichkeit sind zwar verlockend, doch noch halten mich Hände auf dieser Erde. Hände, die mich tragen und nach mir greifen, während ich in der Schwebe hänge und deinen Schattenumriss über mir sehe.
Ich weiß nicht, wann ich zu dir komme.
Vielleicht bald, vielleicht erst in weiter Ferne. Ich weiß es (noch) nicht. Aber eins sei gewiss: ich werde dich begrüßen und dir danken, für den Frieden, den du mir bescheren wirst und mich freuen, auf die nächste Reise, die mir bevorstehen wird.
Bis dahin, wird noch ein wenig oder vielleicht auch noch lange weitergekämpft, weiter gelitten, weiter geweint, aber auch geliebt, gelacht und jeder kostbare Moment, den das Leben mir beschert, in vollsten Zügen genossen und du wirst gerade nur in einem Gedankenschimmer Platz finden.

Wir sehen uns. Wann auch immer.

Bis dann.

Antonia

Kapitel 8

Der Himmel reißt auf
Und plötzlich ist das Licht erloschen

Der Tag der Tage war da.

Der Tag, der über meinen weiteren Weg entscheiden sollte. Über alles oder nichts. Ich hab die ganze Nacht zuvor kein Auge zugemacht und wie so oft in den schwarzen Himmel geblickt, den ich von meinem knatternden Krankenhausbett aus sehen konnte. Alle möglichen Gedanken kamen wieder hoch, doch ich versuchte diesen nicht allzu viel Raum zu geben, um nicht wieder völlig zu verzweifeln und zusammenzubrechen.

Ich versuchte mit Kopfhörern und Musik meine Tränen zu verstummen, doch sie liefen unaufhörlich über meine Wangen. Es war so surreal, dass in wenigen Stunden die Sanduhr abgelaufen ist, ohne zu wissen, ob sie jemand danach nochmal für mich umdreht oder nicht.

»Musik spricht dann, wenn Worte es nicht mehr können und nicht mehr reichen«, so heißt es. Ich weiß nicht, was ich ohne Musik die letzten Jahre gemacht hätte. »Kopfhörer rein, Musik an, Welt aus« war jeden einzelnen Tag meine Devise. Körperlichen Schmerz kann es zwar nicht wettmachen, dafür aber seelischen Schmerz umso mehr lindern. Es ist jedes Mal mein Patentrezept, das mich in jener noch so grausamen Situation, ein kleines bisschen beruhigen und runterbringen konnte. In jenem Moment der innerlichen Stille und Tobsucht zugleich, wird einem der Inhalt der Lieder meist nochmal auf eine ganz andere Art und Weise vergegenwärtigt.

Meine Playlist war, wie mein Gemütszustand, zwar eher der »Depri-Schiene« zuzuordnen, aber es half, meinen Gefühlen und Gedanken an Ausdruck zu verleihen und mich ein Stück weit aufzufangen. Das Gefühl, etwas zu haben, das in jenem Fall bei einem ist und den subjektiven Schmerz mit einem partiell teilt. Etwas, das die zermürbende Stille ein Stück weit bricht und ein wenig Licht ins Dunkel der Einsamkeit bringt.

Playlist

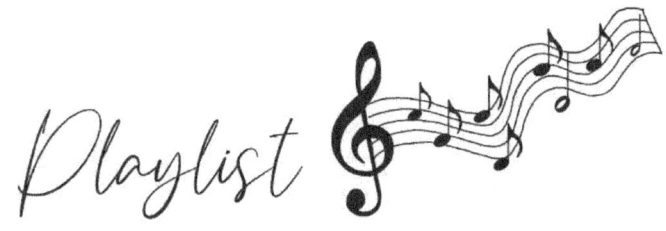

Mit Liedern, die mir durch die dunkelsten Tage geholfen haben...

- Bonnie & Clyde – Sarah Connor
- Better Days – Dermot Kennedy
- In My Blood – Shawn Mendes
- Try – P!nk
- The Scientist – Coldplay
- Another Love – Tom Odell
- Chasing Cars – Snow Patrol
- Patience – Take That
- Falling – Harry Styles
- Supermarket Flowers – Ed Sheeran
- I See Fire – Ed Sheeran
- All of the Stars – Ed Sheeran
- Easy On Me – Adele
- Little Wonders – Rob Thomas
- What About Us – P!nk
- I Won't Let You Go – James Morrison
- Wings – Birdy
- Angel By The Wings – Sia
- All I Want – Olivia Rodrigo
- The Climb – Miley Cyrus
- New Age – Marlon Roudette
- All I Know So Far – P!nk
- Stark – Sarah Connor
- No Matter What – Calum Scott
- In My Veins – Andrew Belle
- Foot Of The Mountain – a-ha
- Das Leben ist schön– Sarah Connor
- An Wunder – Wincent Weiss
- Calm After The Storm – The Common Linnets
- Naked – James Arthur
- Quite Miss Home – James Arthur
- Control – Zoe Wees
- I Won't Give up – Jason Mraz
- Always Remember Us This Way – Lady Gaga
- If I Could Fly – One Direction

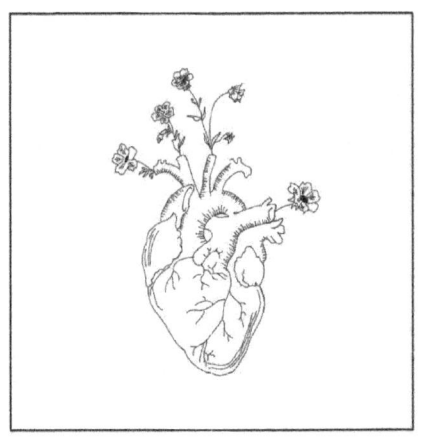

» *Never Lose Hope* «

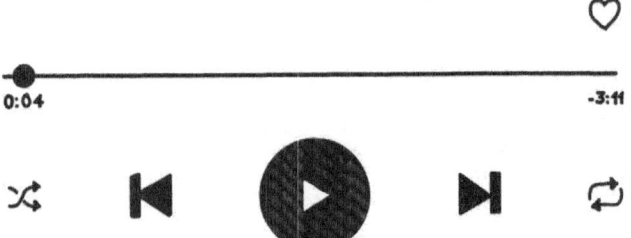

0:04

-3:11

Ich saß auf dem Bett und las mir Stück für Stück alle Briefe und Karten durch, die ich zuvor von so vielen meiner Herzensmenschen bekommen hatte. So gerührt und erfüllt von Dankbarkeit ich war, so schmerzlich war dies auch. Es sollten keine Abschiedsbriefe sein und dennoch fühlte es sich für mich unausweichlich so an. So wunderbare Worte und »Mutmach-Aposteln«, die nicht nur meinen Verstand, sondern auch mein Herz erreichten. Mein Blick schwankte immer wieder von Brief zu Himmel und umgekehrt und zwischendrin wischte ich mir eine Träne nach der nächsten weg. Spätestens in dem Moment war mir einmal mehr klar, dass ich nicht ganz so einfach aufgeben kann, wie ich es mir so oft gewünscht hatte und es eigentlich einst mein »Plan« war. Mir wurde einmal mehr bewusst, wie sehr ich doch eigentlich an meinem Leben hänge; wie sehr ich all diese wunderbaren Menschen hier lebendig wiedersehen will und dass ich durchaus noch Gründe zum Kämpfen habe und mein Kampf- und Lebenswille doch noch nicht ganz erloschen sein können. Auch wenn aufgeben so naheliegend und greifbar war. Und das, obwohl mir die meisten nicht mal Vorwürfe gemacht hätten, sondern mich und meine Gedanken verstanden haben. Verstanden und akzeptiert haben, dass ich nicht mehr kann und mir ein Ende herbeisehnte. Das hat es trotzdem nicht wirklich leichter gemacht...Wieder hätte auch hier die Aussage meiner Tutorin:

»Du willst noch, du kannst nur nicht mehr«

nicht passender sein können. Aber ich wusste dementsprechend auch, dass meine restliche Kraft gering ist und dennoch habe ich vor allem auch meiner Freundin, meiner Tante und meiner Oma, die diese schöne Welt leider schon vor vielen Jahren verlassen mussten, versprochen, dass ich doch noch ein wenig versuche zu kämpfen und nicht sofort aufgebe.

»Ich versuche es, ich verspreche es euch...Ich weiß ihr seid bei mir und beschützt mich...ich weiß es... ihr lasst mich nicht alleine, ihr seid da; jede Sekunde...aber ich vermisse euch so...«, sagte ich mit gesenktem Blick aus dem Fenster in das Tief der Nacht, während meine Augen immer gläserner wurden, sodass ich den Himmel gar nicht mehr klar sehen konnte. Zwischen all der Finsternis, sah ich aus der Ferne nur die kleinen Lichter der vielen Häuser, die sich mir erstreckten. Wie so oft der Blick in die Dunkelheit, in der mir die kleinen Lichtlein ein wenig Hoffnung schenkten. Als wäre es mit der Zeit ein kleines Ritual in meiner Verzweiflung und Angst geworden. Zwischen all dem Trübsal und Ballast, zwischen all dem Regen und

Verdruss, erhellten sie nicht nur die Nacht, sondern irgendwie auch mein Inneres für einen kurzen, stillen Augenblick und ich hatte das Gefühl, die Welt scheint schier stillzustehen. Und doch wurde mir bewusst, dass sie sich auch ohne mich weiterdrehen wird, als wäre nichts gewesen. Ich hielt einen kurzen Augenblick inne und ließ meinen Gedanken freien Lauf. Immer in der Hoffnung, sie mit einem Funken Hoffnung der vielen Lichtlein wieder füllen zu können.

Das Risiko der OP selbst war natürlich nicht weg und im Endeffekt hat sowieso das Leben oder besser gesagt das Schicksal das letzte Wort, aber mir war klar, dass wenn ich mich selbst komplett aufgebe und dort nicht lebend rauskommen möchte, alle anderen Bemühungen sinnlos sind. Das haben mir auch meine Ärzte immer wieder klar gemacht. Körper und Seele stehen in so einer engen Wechselwirkung zueinander und ohne das eine funktioniert das andere nicht und umgekehrt.

Und doch...ja...irgendwie wollte ich leben. Aber richtig leben...also leben leben...Leben und nicht nur existieren und vor mich hinvegetieren, während das eigentliche Leben an mir vorbeizieht. Ich wollte mein eigenes Happy End schreiben und nicht verschwinden, als wäre ich nie auf dieser Erde gewesen. Ich wollte für das kleine Mädchen in mir kämpfen und sie stolz machen. Denn das war nicht das, was sie als ihre Lebensendstation verdient hatte. Nicht im Geringsten. Und dafür hat sie sich nicht die letzten Monate und Jahre durch die pure Hölle gequält und ist durch's Feuer gegangen. Dafür hat sie das nicht alles über sich ergehen lassen und ertragen. Nicht dafür. Nein.

Dennoch hatte ich unheimlich große Angst und Zweifel. Berechtigterweise. Es war mal wieder eine innere Ambivalenz zwischen:

»Es ist mir alles egal, ich will gar nichts mehr« und einem:

»Nein, ICH zeige dem Leben wo's langgeht und nicht andersrum. Ich werde für mich und meine Träume weiter kämpfen, auch wenn alles gegen mich zu sein scheint.«

Die Tatsache, dass diese Ambivalenz in mir überhaupt noch vorzufinden war, war vielleicht gar nicht verkehrt, denn so zeigte sie doch im Endeffekt nur, dass ich vielleicht doch noch nicht ganz mit dem Leben abgeschlossen hatte, wie ich es zwischenzeitlich selbst immer dachte. Nur wer intermittierend Ängste und Zweifel hat, kann schließlich auch den Mut aufbringen, diese, trotz all der Hindernisse, zu überwinden und schlussendlich daran zu wachsen. Auch wenn sich einem vielleicht das Gefühl offenbart, die Hindernisse seien unüberwindbar und die eigene brennende Welt wird zum Moment der Ewigkeit seines innerlichen Gemütszustandes.

>> Manchmal ist alles was zählt, dass du es weiter
versuchst und nicht aufgibst." <<

(-Unbekannt)

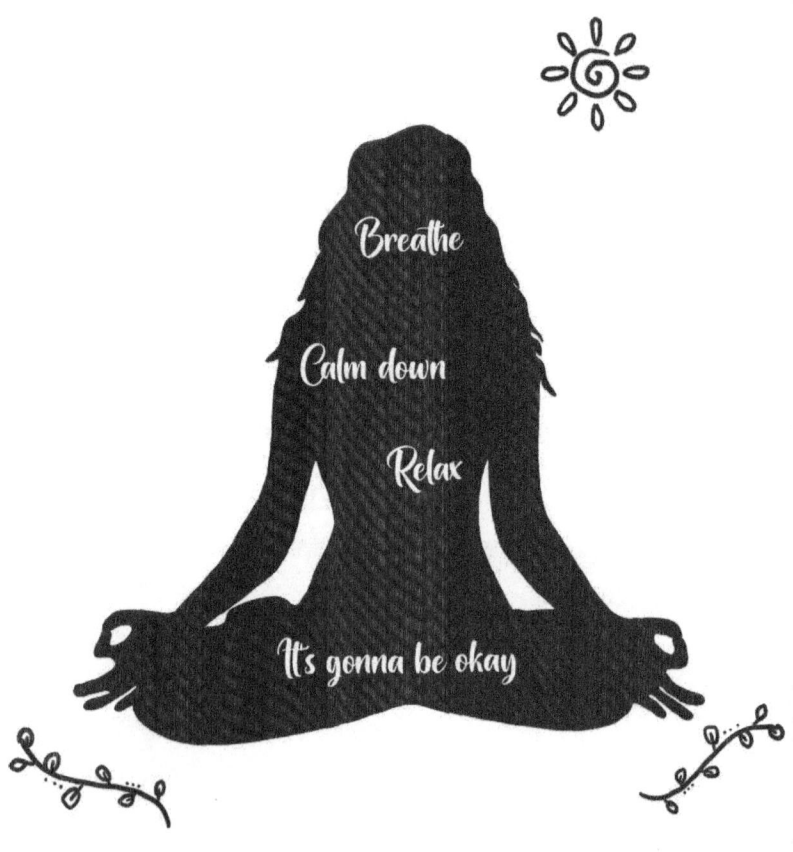

Breathe

Calm down

Relax

It's gonna be okay

Zeitreisegespräch:

Damaliges Ich: »Ich kann das wirklich nicht.
Nicht nochmal so eine Tortur, so eine Qual.
Ich schaffe das nicht. Ich will das nicht. Es muss doch endlich mal ein Ende nehmen. Wie viel muss ich denn noch ertragen? Ich hab einfach keine Kraft mehr, das alles weiter durchzustehen.«

Heutiges Ich: »Ich weiß, du glaubst du kannst das nicht, aber du kannst. Wirklich. Ich weiß es. Du hast schon so viel geschafft. Ich glaube an Dich. Ganz fest. Du bist so viel stärker, mutiger und tapferer, als du denkst. Hör auf dich selbst so klein zu reden.

Ich weiß, du bist erschöpft. Ich weiß, du bist am Ende deiner Kräfte und ich weiß, du sehnst dich nach Ruhe und Frieden, aber bitte…bitte gib nicht auf und kämpfe. Du hast es so verdient zu leben. Richtig zu leben. Nicht nur zu existieren. Dein ganzer Kampf die letzten Monate und Jahre kann doch nicht umsonst gewesen sein. Schau doch mal, wie hart du jeden einzelnen, verdammten Tag gekämpft und wie tapfer du durchgehalten hast. All die Tränen, die du bereits vergossen und Qualen, die du ausgehalten hast. Immer und immer wieder. Andere hätten schon längst aufgegeben und du? Du hast es allen gezeigt. Auch denen, die nicht mehr an dich geglaubt hatten. Hab Geduld, es wir sich sicher eines Tages noch in irgendeiner Form auszahlen. Es muss einfach so sein. Es muss doch irgendwann besser werden. Du hast es so verdient. Gib dich bitte nicht selber auf. Bitte. Denk daran: alle stehen hinter Dir. Alle.«

Damaliges Ich: »Hast du etwa vergessen, was es wieder einmal für Qualen, für Schmerzen und so viel mehr bedeutet? Immer wieder und ohne Aussicht auf ein Ende. Es ist nicht so einfach das durchzustehen und jeden verdammten Tag durchzuhalten, wie alle immer tun und sagen. Es ist so unglaublich schwer und kräftezehrend. Es macht mich kaputt. Nein, es hat mich schon längst kaputt gemacht und ich weiß gar nicht, was von mir beziehungsweise der Person, die ich mal war, noch übrig ist. Heute habe ich mich wieder so gefühlt, als würde ich diesen Kampf niemals gewinnen können, weil ich dem Ganzen so hilflos ausgeliefert bin. Habe mir wieder die Seele aus dem Leib geweint und mein Leben, ebenso wie mich selbst, nicht verstanden und alles infrage gestellt. Warum immer ich? Warum immer mehr? Warum immer wieder? Warum darf ich nicht in Frieden gehen?

Gerade du weißt doch, was all das bedeutet und was für eine Höllenfahrt es jedes Mal ist.«

Heutiges Ich: »Nein...ich habe es nicht vergessen... wie könnte ich all die Schmerzen und Qualen jemals vergessen? Das geht gar nicht. Dafür ist es zu subtil in mir eingebrannt. Wobei...vielleicht hab ich es doch ein wenig vergessen. Hab es ein wenig vergessen wollen. Ja, hab es am liebsten ganz vergessen wollen. Aber ich denke es ist vielmehr ein Abwehrmechanismus, in Form von Verdrängung. Was nicht heißt, dass ich deine Ängste und Zweifel nicht verstehen kann, im Gegenteil. Aber sieh mich an; hör mir zu:

Ich bin noch hier. Ich bin jetzt gerade noch hier. Ich habe es geschafft und auch diese weitere Tortur durchgestanden. Wir haben es geschafft. Auch wenn du gerade verständlicherweise nicht daran glauben kannst und willst. Wie auch, nach allem, was du durchgemacht hast. Ich verstehe dich. Wirklich. Und das, wie kein anderer. Du musst jetzt durchhalten und ganz fest daran glauben, dass du es schaffst...auch wenn du es mehr als leid bist...du bist nicht allein. Ich bin bei dir. Jede Sekunde. Bitte glaub mir und hab Vertrauen. Atme einfach nur tief ein und aus und hab Vertrauen, dass alles gut wird; dass du es schaffen wirst.«

Damaliges Ich: »Ich würde dir so gerne glauben, dass du recht hast und dass es dich gibt. Dir glauben, dass es mich nicht umbringt und ich es überstehe. Wie auch immer...aber gerade bringt mich dieses Herzeleid innerlich um und gibt mir das Gefühl der Ohnmacht; das Gefühl, nie wieder aufstehen zu können...«

Heutiges Ich: »Es darf wehtun. Es darf dir Angst machen. Das alles darf es. Aber du wirst auch diese Tortur noch überstehen. Ich weiß es einfach. Sonst würde ich dir das jetzt schließlich nicht sagen können. Es hat mich nicht umgebracht. Innerlich vielleicht schon und mein Körper könnte schwächer kaum sein, aber ich bin trotzdem noch da und ich weiß zwar nicht woher, aber...irgendwoher nehme ich immer noch ein Restfünkchen Kraft und Hoffnung, der mich nicht ganz untergehen lässt. Und soll ich dir mal was sagen? Jetzt gerade bin ich froh, dass ich nicht aufgegeben habe und weiter für mich und für dich kämpfe. Du darfst Angst haben. Du darfst ans Aufgeben denken. Hörst du? Aber bitte besinne dich danach wieder und glaube an Dich. Du machst das so super. Andere hätten es niemals so weit geschafft und längst aufgegeben.

Ich bin so unglaublich stolz auf Dich.

Das solltest du auch sein. «

Langsam ging die Sonne auf und es wurde draußen hell, während ich immer noch wie versteinert auf dem Bett saß, samt der vielen verstreuten Briefe. Vom vielen Weinen hatte ich bereits Kopfschmerzen und konnte gar nicht mehr klar denken. Wie ein Schleier der Trauer und Angst, der mich immer mehr übermantelte.

»Ich hab dich unendlich dolle lieb und unsere Herzen sind für immer verbunden - komme was wolle«, waren die letzten Worte des letzten Briefes, den ich las, der von meiner besten Freundin war. Eine Träne tropfte auf das rustikale und leicht zerknitterte Blattpapier und hinterließ einen aufgeweichten Fleck darauf, während sich mein Inneres regelrecht zusammenzog und meine Gedanken Achterbahn fuhren. Ein Gefühlschaos, wie ich es zuvor noch nie erlebt hatte und dennoch irgendwie damit umgehen musste, weil gänzliches Herunterschlucken wohl oder übel in einem nächsten, noch wuchtigeren Orkan, gemündet hätte. Von Minute zu Minute ereilten mich immer mehr Nachrichten auf meinem Handy, die mich wieder auf den Boden der Tatsachen zurückgeholt haben. Es war also nun wirklich so weit und es gab kein Zurück mehr. Vielleicht auch irgendwie gut so, denn noch viel länger hätte ich diesen innerlichen Gemütszustand nicht mehr ausgehalten.

Kurz darauf kamen auch schon zwei Krankenschwestern mit OP-Kittel und Co. in mein Zimmer und machten mich fertig für die anstehende Operation. Ich habe mir noch schnell zwei obligatorische »OP-Zöpfe« geflochten, mich entsprechend umgezogen und nochmal kurz innegehalten, bevor sie mich zum OP-Trakt schoben. Ich glaube das war mit der schwerste »Gang« meines Lebens. Mit jedem Meter, der das Bett weiter fortbewegt wurde, fuhren meine Gedanken mehr und mehr Achterbahn.

»OP-Saal« stand nach einigen zurückgelegten Metern auf dem Schild, das von der Decke herunterragte und mit einem Satz nahm die Angst nochmal ganz andere Ausmaße an.

»Das sollte jetzt alles gewesen sein? Das sollte jetzt das Leben, mein Leben, gewesen sein und gleich soll alles vorbei sein?«, dachte ich mir im nächsten Atemzug. So viele einnehmende Gedanken, die ich heute gar nicht mehr mit Worten richtig zusammenbekomme, da ich mit dem Kopf schon irgendwo anders war und die Situation nur noch weit weg, wie in einer Seifenblase mitbekommen habe. Vielleicht war das in dem Moment auch gar nicht so verkehrt und doch hat es das Ganze nicht wirklich einfacher gemacht. Wie in einem vermeintlichen Film zogen sämtliche Erinnerungen und Gedanken in meinem Kopf vorbei. Erinnerungen an die einstige Fülle des Lebens, an die wunderbaren Menschen an meiner Seite, an das kleine Mädchen in mir, an Momente des Glücks, der Liebe, der Lebensfreude, der Kostbarkeit des Lebens…aber eben auch Erinnerungen an die letzten Monate und Jahre, die ebenso geprägt von unglaublich viel Leid, Schmerzen, Angst Hoffnungslosigkeit und Verzweiflung waren. Ich wusste nicht, was in dem Moment überwogen hat, außer, dass mich diese innere Ambivalenz mal wieder zerrissen hat. Es war wie ein gewaltig falscher Film. Hätte ich nicht gewusst, dass das gerade Realität ist, hätte ich dem wohl auch mehr oder weniger Glauben geschenkt. Aber nein, es war leider kein Film. Kein schlechter Film und auch kein Horrorfilm, sondern eine Beständigkeitsprobe des Lebens oder wie man es auch nennen mag.

Wegen der vorherrschenden Coronasituation durfte mich meine Mutter nicht mal zum OP-Saal begleiten und ich musste somit auch ihr kurz vorher auf Wiedersehen sagen, was schwieriger und emotionaler wohl kaum hätte sein können und nur noch mehr Schmerz in die Situation brachte.

>>Ich hab Dich lieb bis zum Mond<<,
sagte der kleine Hase und machte die Augen zu.
>>Oh, das ist weit<<, sagte der große Hase.
>>Das ist sehr, sehr weit…<<

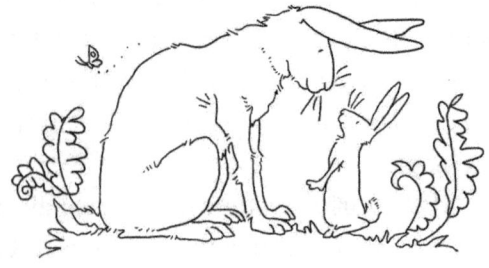

(- Sam McBratney & Anita Jeram)

Wir hielten unsere Hände, drückten sie fest und ich ringte verzweifelt nach Worten und kämpfe genauso wie sie mit den Tränen.

»Mami, ich hab dich ganz doll lieb, vergiss das nie, okay? Ich bin dir so dankbar für alles, was du für mich getan hast. Ich weiß, ich hab es dir nicht immer einfach gemacht und das Leben hat uns allen die letzten Monate und Jahre so unglaublich viel abverlangt.

Du und Papa hättet so viel Besseres verdient... Mama, es tut mir so leid. Bitte verzeih mir, wenn ich aufgebe und es nicht schaffe...bitte...es ist nicht deine Schuld...ich kann es dir gerade einfach nicht versprechen, weiterzukämpfen; es tut mir so unglaublich leid. Ich hab dich so lieb und wir werden uns wiedersehen. Egal wo, ich warte auf dich und du auf mich. Du weißt doch...Mein Herz schlägt in dir und deins in mir...Das kann uns keiner nehmen«,

sagte ich ihr mit zittriger Stimme, während meinen Augen ein gewaltiges Tränenmeer entronnen ist und ich am liebsten gar nichts mehr gefühlt hätte, bevor ich an diesem Gefühlschaos zugrunde gehe.

Auch wir nahmen uns ein letztes Mal fest in den Arm und sie drehte sich mit Tränen in den Augen und mit einem leisen und verhaltenen

»Ich hab dich lieb, mein Engel«

um und setzte sich seufzend auf die Bank vor dem OP-Saal, während ich in den Narkose-Vorbereitungsraum geschoben wurde.

Keine Sekunde dort angekommen, brach alles aus mir raus. Ich war seelisch am Ende. Ich habe Rotz und Wasser geheult und eine Art Panikattacke gehabt. Am liebsten hätte ich meine Beine in die Hand genommen und wäre gerannt, ganz weit weg, aber es ging natürlich nicht. Ich hab so viel gedacht und gleichzeitig nichts. Ich war so voller Emotionen und im selben Augenblick war ich so leer. Mein primärer Herzchirurg und meine Anästhesistin versuchten mich zu beruhigen und auf mich einzureden, aber es half nicht. Es half gar nichts. Ich war nicht zu beruhigen. Die Tränen liefen mir unaufhaltsam die Wangen runter und ich hatte das Gefühl daran zu ersticken. Ich war komplett eingenommen von meinen Gefühlen, die mein Inneres wie eine meterhohe Welle überschwemmt haben. Die Anästhesistin spritzte mir mehrere Beruhigungsmittel und irgendwann schloss ich langsam meine von Tränen gefluteten Augen und schlief ein. Ohne zu wissen, ob und wenn ja, wann und wie ich je wieder aufwachen würde.

>> Nur wer Angst verspürt, kann auch Mut

beweisen.<<

(- Dalai Lama)

Kapitel 9

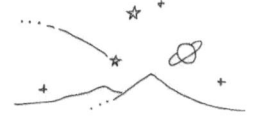

Zwischen Himmel &
Hölle, Asche & Verdruss

»Skalpell bitte«, sagte einer der Herzchirurgen, kurz nachdem ich in Narkose versetzt und intubiert wurde, mir ein Zentraler Venenzugang am Hals und in der Leiste, ein arterieller Zugang am Handgelenk sowie ein Blasenkatheter und eine Magensonde gelegt wurden, zu einer der Operationstechnischen-Assistentinnen. Es folgte der erste Hautschnitt, auf dem Weg, mein Herz freizulegen. Ein lautes, schrilles Geräusch der Säge folgte, mit der mein Brustbein (lat. Sternum) durchsägt wurde, um freie Sicht auf das noch schlagende Herz zu bekommen. Doch ehe ich an die Herz-Lungenmaschine angeschlossen und mit der eigentlichen Operation begonnen werden konnte, kam alles anders.

Der Monitor der Anästhesistin, an dem meine sämtlichen Vitalfunktionen überwacht wurden, blinkte in dunkelrot immer schneller und eindringlicher. Ein Alarmsignal folgte dem nächsten, sodass einem allein bei den Geräuschen das Adrenalin in den Adern stieg. Die Stimmung im OP-Saal stockte und der Blick der Herzchirurgen ging zur Anästhesistin, die mir verzweifelt ein Medikament nach dem anderen spritze, in der Hoffnung, mich stabilisieren zu können. Doch meine Werte wurden immer kritischer und mein Zustand war aus ärztlicher Sicht nicht mehr tragbar. Differentialdiagnose: Multiorganversagen. Gekoppelt mit noch einigen anderen, handfesten Komplikationen, die in der Schwebe stets präsent waren. Woher genau das letztendlich kam, ist bis heute nicht sicher zu sagen. Die Frage nach dem »Warum«, ist also auch aus medizinischer Sicht nicht immer leicht beziehungsweise generell zu beantworten und beschränkt sich damit nicht nur auf Fragen an das Schicksal oder das Leben selbst, von denen man immer und immer wieder eine Antwort für unbegreifliche Dinge verlangt.

Ein Multiorganversagen ist sonst eigentlich eher nach großen chirurgisch-operativen Eingriffen zu finden, nicht davor beziehungsweise währenddessen und doch schien in meinem Fall meine bestehende, schwere Erkrankung und die vorausgegangene extreme Schwächung des gesamten Körpers, Ausgangspunkt dessen gewesen zu sein. Mein Körper war also im metaphorischen Sinne längst kein BMW mehr, wie er es in meinem Alter hätte sein sollen, sondern wenn überhaupt noch ein VW-Käfer und selbst der hatte einen immens hohen Reperaturaufwand, sodass man sich eigentlich überlegen würde, ob es nicht günstiger wäre, direkt ein neues Auto zu kaufen. Blöd nur, dass das mit einem menschlichen Körper und den dazugehörigen Organen leider nicht so einfach ist, wie es bei einem Auto der Fall ist.

Dieses Risiko war natürlich vorher allen Beteiligten vorher durchaus bewusst und doch hat man gehofft, zwischen all meinem Pechregen, wenigstens einmal das Glück auf seiner Seite zu haben. Aber von wegen. Es wäre ja auch zu schön gewesen, wenn einmal etwas gut, geschweige denn ohne Komplikationen, gelaufen wäre. Nun ja, das letzte Wort hat bekanntlich immer noch das Leben oder bessere gesagt das Schicksal, das allem anderen unausweichlich entgegen steht.

Ohne großes Zögern, beschlossen die Ärzte einstimmig, die OP abzubrechen. So hatte das keinen Sinn und ich hätte keinerlei Überlebenschance gehabt, waren sich alle einig.

Um meinem Körper etwas Zeit zur Regeneration zu geben, wurde ich in ein künstliches Koma versetzt, in der Hoffnung, ich würde mich von »alleine« allmählich wieder stabilisieren.

Vom OP-Saal aus, ging es unmittelbar auf die nebenliegende Kinderintensivstation. Doch es dauerte keine 24 Stunden, bis mein Körper deutlich signalisierte, dass er mehr als am Ende ist und alle Hoffnung mal wieder erschlagen wurde. Ohne große Vorankündigung, hörte mein Herz plötzlich auf zu schlagen. Die Zackenförmige EKG-Linie, mit Hebungen und Senkungen am Monitor, schlug gewaltig in eine Nulllinie um und hektisch rannten unzählige Menschen ins Zimmer herein. »Reanimation!«, schrie direkt die erste Schwester und fuhr das Bett runter, um besser im Takt von dem Lied »Staying alive«, was fast schon etwas ironisches hatte, drücken zu können. Unmittelbar wurde mit der Herzdruckmassage begonnen und es wurde versucht, mich ins Leben zurückzuholen. Die Uhr tickte und tickte. Die Stimmung hatte etwas melancholisches und war äußerst angespannt. »Time is brain«, heißt es in der Medizin. Je länger das Gehirn ohne Sauerstoff ist, desto höher wird die Wahrscheinlichkeit für zerebrale beziehungsweise generalisierte geistige Folgeschäden. Es war ein Wettlauf gegen die Zeit und doch hatte ich das Glück, dass ich zu der Zeit im Krankenhaus war und somit unmittelbar mit der Wiederbelebung begonnen und wertvolle Zeit gesichert werden konnte, während ich selber von dieser allgegenwärtigen Hektik nichts mitbekam. Über mich legte sich ein leichtes, warmes und befreiendes Gefühl. Ein Gefühl, das sich nur

schwer in Worte fassen lässt und eine solche Tragfähigkeit hatte, wie nichts Vergleichbares, irdisches. Es fühlte sich nicht wie Sterben an. Es war
kein Schmerz zu spüren, es war warm, es war
schön und es war nicht befremdlich, wie viele es
vielleicht vermuten würden, die noch nie so eine
Erfahrung gemacht haben. Der Raum, das Irdische,
hat sich von jetzt auf gleich wie in Luft aufgelöst.
Vom einen Augenblick auf den nächsten, war ich
plötzlich nicht mehr im Krankenhaus, war nicht
mehr gefesselt an dieses Bett, war nicht mehr
eingenommen von Schmerz und Qual. Es war,
als wäre ich in einem weitläufigen Gang in den
nächsten Raum gewandert und würde schweben.
Irgendwas hat mich getragen und mir eine gewisse
Leichtigkeit gegeben. Sämtlich Irdisches war von
jetzt auf gleich weg. Statt dem zuvor so präsentem
Leid, fühlte es sich nun so an, als sei ich in purem
Licht gebadet, in einer überdimensionalen Bade-
wanne Glückseligkeit. Ein unbeschreiblicher
Zustand, der mit keinen nahbaren Worten richtig
zu beschreiben ist. Ich fühlte mich wie in einer
absolut grenzenden, bedingungslosen Liebe gebadet, die einen gänzlich erfüllt und einem die
Schwerelosigkeit einverleibt. Ich fühlte mich zum
ersten Mal richtig frei und meine Seele konnte sich
ohne Gegenwind ausbreiten; hatte Luft zum

Atmen, wurde nicht von Qual und Schmerz erstickt und in Schach gehalten. Ich hatte plötzlich keinerlei Schmerzen mehr. Es ging mir so gut, wie ich es mir in meinem fernsten Träumen kaum mehr hätte vorstellen können. Ich konnte mich bewegen, wie ich wollte; konnte den Dingen freien Lauf lassen, ohne von irgendetwas zurückgedrängt zu werden. Gefühle und Wahrnehmungen, die mit keinem irdischen Erlebnis dieser Welt auch nur annähernd gleichzusetzen wären und die doch so wunderschön und unbegreiflich waren.

Es war, als würde ich immer weiter hoch, in das Weiß der Unendlichkeit getragen werden. Ich wollte weiter und weiter hoch. Wollte wissen, was ganz oben ist und was dort auf mich wartet. Wie schön und unbeschreiblich musste es wohl dort erst sein, wenn dieser »Zwischenraum« schon so unnahbar war!?

»Wenn es nun Zeit ist für mich zu gehen, dann bin ich nun bereit«, dachte ich mir, obwohl meine Gedanken eigentlich so gut wie gar nicht mehr vorhanden waren beziehungsweise mehr oder weniger einen vermeintlichen Stillstand erreicht hatten und für mich fast schon unberührbar waren. Doch im selben Atemzug, als ich genau diesen Gedanken und den Entschluss gefasst hatte, im Einklang mit dem kommenden Weg, auf dem ich mich befinde, zu sein, erschien plötzlich etwas wie ein kurzer, unscheinbarer Blitz und mit einem Satz wurde ich zurück in meinen Körper gezogen. Habe wieder das Bett unter mir gespürt und die Betonklötze, die mich daran gebunden haben. Meine Seele war auf einmal wieder eingeengt, die Schmerzen wieder voll präsent und jegliches Gefühl der Freiheit und Erlösung war mit einem Mal erloschen. Dies zu realisieren, fühlte sich an wie eine mehrfache Strafe. Einerseits die Tatsache, dass ich diese Schwebe wieder hinuntergefallen bin, sie verlassen musste und nicht bleiben beziehungsweise dessen Ende kennenlernen durfte und andererseits wieder diese Beengung und die Allgegenwärtigkeit der Schmerzen. Auch erschien mir die Welt hier auf einmal so unglaublich kalt; zu starr, zu beklemmend. Nicht zu vergleichen mit der Wärme des Lichts, die mich umhüllt hatte.

Ich weiß -rational betrachtet- nicht, was es war, was für ein Ort und ob sich Sterben letztendlich wirklich genauso anfühlt, geschweige denn, was ganz oben auf einen wartet, aber so schön es auch war, ich konnte scheinbar nicht bleiben und diese Reise weiter antreten. Noch nicht. Ich habe meinen Part hier, in diesem Leben, offensichtlich noch nicht vollendet und musste wieder fortgehen, was ich damals kaum begreifen konnte und vor allem wollte. Zu vielversprechend war dieses Gefühl der Leichtigkeit. Dieses Gefühl der Freiheit.

Metaphorisch gesehen war es aber vielleicht genau wie bei dem Hund von der Autobahnraststätte, der sein Herz noch nicht verschenkt hatte, was seine Lebensaufgabe war und weshalb genau diese Raststätte nicht seine Endstation gewesen sein konnte. Es war gleichsam irgendwie als würden mit jedem Meter, den ich in der weißen Schwebe aufgestiegen bin, sämtliche Hände von unten nach mir greifen, während ich den Ausweg nach oben gesucht habe und das Ende des weißen Tunnels erreichen wollte. Für die Einen mag das wie ein Hirngespinst oder ein Fantasiefilm klingen und ohne Zweifel variieren Nahtoderfahrungen von Mensch zu Mensch, aber auch von Mal zu Mal, nur wenn sich so sterben anfühlt, kann ich sagen, dass wir absolut keine Angst davor haben müssen. Im Gegenteil. Es wäre wie Nachhause kommen und mit sich selber eins werden und zwischendrin auf die warten, nach denen sich das Herz sehnt, was mit Sicherheit das größere Übel wäre. Wobei selbst das wahrscheinlich mehr für die Hinterbliebenen schmerzhaft wäre, als für die erlöste Seele, denn im Jenseits gibt es denke ich kein Zeitgefühl und einfach nur eine allgegenwärtige Liebe, Wärme und Befreiung. Das ist zumindest mein subjektives

Bewusstsein und mein Glaube darüber, das mir den Gedanken an den Tod in etwas fast schon Schönes verkehrt und nahezu sämtliche Ängste gänzlich erlischt. Wie es letztendlich wirklich ist, kann einem leider niemand sagen. Dieses Ungreifbare und Ungewisse ist schließlich auch genau das, was es wahrscheinlich für uns hier auf Erden so schwierig macht, mit dem Tod umzugehen.

Fliegen

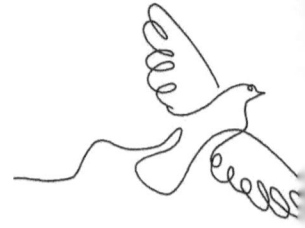

Ich spüre den freien Fall
und dann gibt es auf einmal diesen lauten
Knall.
Ich liege auf dem Boden und spüre so viel
Schmerz
und denke mir: »Das ist doch hier wohl alles
ein schlechter Scherz.«
Ich öffne die Augen, aber sie sind so schwer
und kurz darauf entfließt ihnen ein gewaltiges
Tränenmeer.
Ich frage mich, träume ich oder ist das alles
wirklich wahr?
Erst eben war ich doch dem Himmel noch so nah.
Sag, was mach ich hier, wie kann ich
entkommen?
und auf einmal seh ich alles wieder nur noch
verschwommen.
Mein Herz schlägt langsam und aus dem Takt
und ich frage mich wieder nur, wie lange es
das überhaupt noch packt.
Die Glut in mir läuft über und ich frag mich
still und leise wieder nur:
»Wann ist das alles hier endlich vorüber?«
Es brennt, mein Leib, ich spür das Feuer und
suche weiter dieses Ungeheuer.
Geh weg, lass mich in Ruhe und zieh weiter.

Ich bin sicher, dann fühle ich mich gleich viel befreiter.

Will endlich loslassen, doch kann es nicht, denn da ist noch dieses unglaublich schwere Gewicht.

Es zieht mich nach unten und plötzlich halten mich Hände fest

und ich verstehe wieder nicht, warum man mich nicht einfach gehen lässt.

Ich will frei sein, ich will fliegen,

sag, wann finde ich endlich meinen inneren Frieden?

Frei von Schmerz und Leid will ich sein,

also lieber Gott, hol´ mich doch bitte endlich heim…

Oder mach, mach, dass es ein gutes Ende nimmt, bevor die Glut weiter in mir selbst zerrinnt und mir noch mehr die Luft zum Atmen nimmt.

Denn ich, ich bin auch nur ein Mensch;

gebrochen von Schmerz, Leid, Verdruss und eminenter Angst, während du mich nur immer weiter auf die Folter spannst.

Ich kann wirklich nicht mehr, ich halte das nicht mehr lange aus,

Bitte, bitte so hole mich doch endlich einer aus dieser Hölle hier heraus…

Nach über einer halben Stunde, begann sich der eintönige, schrille Alarmton des Monitors, in ein kurzes, regelmäßiges Piepen zu verändern.

Im selben Augenblick rief ein Arzt »bradykarder Sinusrhythmus - wir haben sie wieder«, während alle im Raum ersichtlich erleichtert aufatmeten.

Mein Herz schlug also wieder, wenn auch noch immer viel zu langsam und aus dem Takt, mit Pausen, aber es schlug, was in dem Moment das Einzige war, das zählte.

Ich jedoch, war weiterhin völlig weit weg gewesen, in einer halbwegs anderen Welt und konnte keinen klaren Gedanken fassen, ob ich nur träume oder wo ich gerade bin und ob mein Herz tatsächlich wieder schlägt. Nebel. Überall Nebel. Nichts als Nebel. Nur die Schmerzen machten es zu stringenten Tatsachen. Doch selbst dieser Moment der vermeintlichen Erleichterung und des Aufatmens vonseiten der Ärzte und Pflegekräfte, war nur ein trügerischer Schein, denn allen Beteiligten war bewusst, dass das jederzeit wieder passieren und es diesmal ein ganz anderes Ende nehmen konnte. Zumal das Multiorganversagen noch immer nicht vom Tisch war und vor allem die Lunge inzwischen mehr als gestreikt hatte. Egal was versucht wurde, es half nicht. Nichts konnte Stabilität in die Situation bringen, bis letztendlich fast alle Maßnahmen ausgeschöpft waren, bis auf eine, die man aber eigentlich um jeden Preis umgehen möchte, da mit dieser die Überlebenschancen für den Patienten immer weniger werden. Und doch war den Ärzten klar, dass es in meinem Fall keine andere Wahl gibt und ich umgehend an eine sogenannte ECMO (extrakorporale Membranoxygenierung), eine Art künstliche Lunge beziehungsweise Herz-Lungenmaschine, angeschlossen werden muss, die mich die nächsten Wochen am Leben halten und meinen Körper mit ausreichend Sauerstoff versorgen sollte. Dadurch, dass die Maschine kontinuierlich Blut durch einen Membran-Oxygenator pumpt, wird sozusagen der Gasaustausch in der Lunge ersetzt und Kohlenstoffdioxid aus dem Blut entfernt und stattdessen mit Sauerstoff angereichert und wieder zurück in den Körper des Patienten zugeführt. Unglaublich, was in der Medizin heutzutage alles möglich ist und dennoch niemals eine Garantie, dass es am Ende reicht, um das Leben zu retten. Aber es war zumindest eine Chance. Alleine würde es mein Körper aus diesem Zustand nicht mehr heraus schaffen, das war allen klar.

Mit offenem Brustkorb und mit unzähligen Kabeln und Schläuchen, lag ich dann also da. Während »draußen« die Weihnachtsstimmung immer präsenter wurde und die Menschen sich -wenn auch eingeschränkt durch Corona- mit ihren Liebsten zusammen begaben, kämpfte ich Minute für Minute weiter um mein Leben, das noch immer am seidenen Faden hing.

Auch für meine Eltern nahm der Albtraum kein Ende und es war an alles, aber nicht an Weihnachten zu denken. Weihnachten, das eigentlich das Fest der Liebe ist, bekommt plötzlich eine ganz andere Bedeutung, wenn all der Weihnachtszauber durch solch einschneidende Geschehnisse wie erloschen ist und die eigene Welt stillzustehen scheint, auch wenn sich draußen alles weiterdreht. Manchmal sind Schmerz, Trauer, Wut, Verzweiflung und Co. einfach zu stark, um sie wegen einem traditionellen Fest eliminieren und unterdrücken zu können. Und ja, auch (chronische) Erkrankungen kennen keine Festtage, an denen sie selbstlos eine Pause einlegen würden. Das gibt es maximal im Film, aber ganz sicher nicht im wahren Leben.

»Ich muss Ihnen leider mitteilen, dass Ihre Tochter heute Nacht einen Herzstillstand erlitten hat und wir sie reanimieren mussten. Es hat sehr lange gedauert, bis wir sie wiederbekommen haben und sie auf die Maßnahmen angesprochen hat. Wir mussten zudem den Thorax erneut öffnen und sie an eine ECMO anschließen. Antonias Körper ist extrem geschwächt. Ich muss Ihnen nichts erzählen, Sie kennen die Vorgeschichte Ihrer Tochter. Ihre Organe sind allesamt massiv geschädigt und ohne ECMO hat sie keine Chance. Stellen Sie sich bitte darauf ein, dass sie das hier nicht überleben wird. Die Situation ist leider sehr ernst, wir können jetzt nur abwarten und hoffen«,

waren die direkten und ungeschönten Worte einer Ärztin der Intensivstation zu meinen Eltern, einen Tag vor Weihnachten, die daraufhin regelrecht zusammenbrachen.

»Nein, das kann doch alles nicht wahr sein. Machen Sie doch bitte endlich was. Sie darf jetzt nicht sterben«, war der einzige Satz, den Mama noch zustande brachte, ehe sie vor dem Elternzimmer in sich zusammenbrach und auf dem Boden niedersank. Ich denke niemand möchte so einen Satz hören und erst recht nicht, wenn es um das eigene Kind geht. Nicht, während man gerade eigentlich familiär am Tisch sitzen und das Fest der Liebe feiern sollte.

Trotz der schlechten Aussichten, wurde nach langem Abwägen entschieden, dass ich eine zweite und letzte Chance bekommen sollte, meinen latenten Kampf- und Lebenswillen zu beweisen. Kurze, aber doch so lange Zeit nach dem ersten Versuch der Operation, sollte ein Zweitanlauf erfolgen, der nun wirklich über alles oder nichts entscheiden sollte. In dem Zeitraum dazwischen, versuchten die Ärzte mich so gut es ging zu stabilisieren: unzählige Bluttransfusionen, Infusionen, Medikamente, besonders alle möglichen Katecholamine, intravenös als Dauerperfusoren, d.h. primär sämtliche kreislaufunterstützende Medikamente, und so vieles mehr, waren Dauerprogramm. Es folgte eine Achterbahnfahrt der nächsten. Jeder Tag war ungewiss und niemand konnte sagen, ob ich bis zu dieser zweiten Chance überhaupt durchhalten würde.

Während die Ärzte mich mehr oder weniger schon aufgegeben haben und meinen Restfunken Leben den Maschinen überließen, gab es jedoch so unglaublich viele Herzensmenschen, die es nicht taten. Sie konnten zwar physisch nicht bei mir sein, waren es dafür aber in Gedanken umso mehr. Sie haben -wieder einmal- mehr an mich geglaubt, als ich es selbst tat. Sie haben mir Kraft geschickt, wo schier keine mehr da war. Sie haben mir alle gezeigt, dass ich nicht alleine bin und diesen Kampf nicht alleine führe. Und genau diesen Menschen bin ich bis heute unglaublich dankbar, denn ich wüsste nicht, ob ich ohne sie heute überhaupt noch hier wäre. Das kann ich nur immer und immer wieder betonen.

Während Weihnachten vorüberzog und schließlich auch das neue Jahr an der Tür klingelte, in welchem wie immer »alles besser« werden sollte, was letztendlich aber doch nur eine selbsterfüllende Prophezeiung bleiben sollte, hielt ich also Tag für Tag mit letzter Kraft durch und kämpfte weiter um und für mein Leben. Noch immer war ich durch sämtliche »Drogenshots und -cocktails« kaum bei mir. Doch immer wieder öffnete ich kurzzeitig meine Augen und sah für einen kurzen Augenblick orientierungslos die Decke an, von der mich nur ein grelles Licht blendete, was auch ein Licht im Himmel hätte sein können, bis meine Augen unaufhaltsam wieder zufielen.

Dann hieß es also »alles auf Anfang« und »alles oder nichts.« Meine Lunge hatte sich glücklicherweise wieder etwas erholt und das Herz musste nun aber dringend entlastet und angegangen werden, um nicht in einen erneuten, reziprozitären Teufelskreis zu geraten, der sämtliche Fortschritte der letzten Tage wieder erlischt. Aufgrund der immer prekäreren Coronasituation, wurde selbst meinen Eltern der Zutritt zum Krankenhaus verwehrt, die stattdessen in einem kleinen Apartment, in der Nähe der Klinik, wie auf heißen Kohlen saßen und sehnsüchtig auf den Anruf des Operateurs warteten, als ich erneut auf dem OP-Tisch lag und sich final -für den Moment zumindest- entscheiden sollte, wohin die Reise geht. Es folgten wieder einmal endlose Stunden der Warterei und Ungewissheit. Stunden der Angst und Verzweiflung sowie Rat- und Hilflosigkeit. Doch auch nach zehn langen Stunden kam noch immer kein Anruf. Stattdessen herrschte zermürbende Stille.

»Das ist ein schlechtes Zeichen«, hatte Mama sofort im Gefühl und befürchtete das Schlimmste. Zutiefst beunruhigt lief sie im Zimmer des notdürftigen Apartments hin und her und konnte keinen Moment ruhighalten. Doch plötzlich begann, wie aus dem Nichts, ja fast schon wie von Geisterhand, das Licht einer LED-Kerze auf der fipsigen Kaminkonsole zu flackern. Es lief ihr ein eiskalter Schauer den Rücken herunter. Ihr stockte der Atem und ihr Herz wurde schwer wie Blei. Sie war sich sicher, dass ich ihr ein Zeichen von den Toten geschickt habe. Ohne Zweifel. Es musste regelrecht so sein. Das konnte kein Zufall sein, so waren sich beide nahezu einig, auch wenn es vielleicht makaber klingen mag. Die Stimmung bei meinen Eltern wurde somit immer angespannter und sie trauten sich fast gar nicht mehr zu hoffen und zu glauben. Alles sprach dagegen und alles schien aussichtslos und verloren. Strenggenommen war ich zwischenzeitlich ja eigentlich auch wieder klinisch tot, denn während der OP stand mein eigenes Herz für mehrere Stunden erneut still und mein Zustand war irgendwas zwischen Leben und Tod, das von außen gar nicht erst greifbar war. Und ich, ich war schon davor mehr ein lebendiger Zombie, der jedoch mehr tot als lebendig ist, als ein Mensch. Nur die Maschinen hielten mich auch hier weiter am Leben. Für mich als Betroffene, ist all das rückblickend nur schwer greifbar und nachvollziehbar und nicht nur einmal war ich an dem Punkt, an dem ich mir gewünscht habe, es wäre das Ende gewesen und man hätte mich »einfach« gehen gelassen, aber offensichtlich war es auch nun für mich schlichtweg noch nicht an der Zeit für immer zu gehen. Ich weiß es nicht. Wieder einmal schienen Glaube, Liebe und Hoffnung offensichtlich stärker, als alles andere gewesen zu sein und die schützenden Hände um mich herum, haben mich nicht verlassen, auch wenn mich die Ärzte zuvor bereits nahezu gänzlich aufgegeben hatten. Meine persönlichen Schutzengel haben scheinbar noch nicht kündigen wollen, auch wenn sie das längst hätten tun können und ich denke das ist durchaus etwas ziemlich Wertvolles, zumal ich mit keiner Gehaltserhöhung hätte punkten können und sich somit alles auf einer freiwilligen Basis belief. Dennoch ist es leider immer wieder fraglich und auch mit ethischen und moralischen Aspekten beziehungsweise Bedenken assoziiert, wie weit und wie lange man einen Patienten der Medizin mehr oder weniger aussetzt. Nicht nur auf mich bezogen, sondern generell. Ja, die Medizin ist heutzutage sehr fortgeschritten und es gibt immer mehr Möglichkeiten und Chancen, was ohne Frage großartig ist. Doch war auch ich nicht nur einmal an dem Punkt, wo ich mich gefragt habe beziehungsweise eigentlich längst begriffen habe, dass das Meiste schlicht und ergreifend falsche Hoffnungen sind, zumindest langfristig gesehen. Traurigerweise geht es oftmals nämlich längst nicht mehr um den Menschen, der hinter dem Patienten steht, sondern einzig allein um Geld und Profit. Eine intensivmedizinische Behandlung bringt den Kliniken unglaublich viel Geld und es wird demzufolge versucht, alle Möglichkeiten, ohne Rücksicht auf Verluste und ohne Bedacht auf das Wohl und die langfristige Perspektive des Patienten, bis zum bitteren Ende auszuschöpfen. Das grenzt teilweise an mehr als menschenunwürdig und ist in meinen Augen äußerst fragwürdig, auch wenn sich das natürlich auch nicht direkt pauschalisieren lässt und es sicherlich auch genug Fälle gibt, wo dies nicht so ist, aber dennoch: es gibt diese Fälle eben genauso!

Nicht nur einmal kam auch ich mir vor wie ein säkulares Versuchskaninchen, mit dem man alles machen kann und an dem sich alle austoben können. Da bin ich auch leider kein Einzelfall, wenngleich ein vergleichsweise junges Beispiel. Wer nun sagt, dass so etwas in Deutschland nicht vorkommt, täuscht sich leider gewaltig. Denn doch, das gibt es öfter als man denkt und auch der vermeintliche Glaubenssatz, dass alle Ärzt:innen und Pfleger:innen nur darauf bedacht wären, Menschen zu helfen, trifft traurigerweise bei Weitem nicht mal ansatzweise auf alle zu, auch wenn solche Dinge natürlich nicht permanent publik gemacht und an die Öffentlichkeit getragen werden und es nichtsdestotrotz natürlich dennoch auch genug gibt, die diesen Job von und mit Herzen machen und das Wohl des Patienten wirklich an oberste Stelle setzen.

Aber ja, ich wurde also nicht gehen gelassen und auch nicht ganz aufgegeben - aus welchen Gründen sei mal dahingestellt- und auch, wenn das bedeutet hat, dass mein Leid und die Qualen weitergehen, so hat es doch auch der Hoffnung, dass nun vielleicht doch endlich alles gut oder zumindest besser würde, wieder neuen Raum gegeben.

Nach mehreren Elektroschocks und angehaltenem Atem im OP-Saal, fing mein eigenes Herz zum Ende der OP hin erneut an zu schlagen. Es dauerte einige Zeit mich zurückzuholen und das Herz damit wieder zum selbstständigen Schlagen zu bringen und doch fing es schließlich wieder selbst zu pumpen an. Langsam, sehr langsam, aber es schlug. Den Takt bestimmte jedoch zunächst ein externer Herzschrittmacher, der dafür sorgen sollte, dass es das auch weiter tut. Die Herzchirurgen schoben mein durchsägtes Brustbein mit unzähligen Drahtcerclagen wieder zusammen und verschlossen anschließend meinen Brustkorb, der fortan von einer neuen, circa 20 cm langen Narbe geziert wurde und Ausdruck dieses Todeskampfes bleiben sollte. Vom OP aus ging es also wieder direkt auf die Intensivstation, wo mein persönlicher Albtraum überhaupt erst so richtig beginnen sollte.

Während ich noch narkotisiert war, erreichte meine Eltern der langersehnte Anruf. Als das Telefon plötzlich klingelte, traute sich keiner so richtig den grünen Hörer zu drücken, um den Anruf anzunehmen. Dafür waren Angst und Panik noch immer zu präsent. Nach einem tiefen Durchatmen, fasste Mama all ihren Mut und ihre Kraft zusammen und nahm den Anruf mit einem ängstlichen und stockenden »Hallo?« entgegen.

Der Arzt am anderen Ende der Leitung erklärte ihr, dass die OP vorbei sei und ich nun auf die Intensivstation gebracht werde. Aufatmen. Zumindest für meine Eltern und für den Augenblick. Diese wogen sich daraufhin eigentlich in der Sicherheit, ich würde nun erstmal bis zum darauffolgenden Tag schlafen und neue Kraft schöpfen. Doch plötzlich hörte ich wirre Stimmen, ohne etwas sehen zu können, und wie hektisch jemand sagte:

»Die Sauerstoffsättigung ist schlecht; Sättigungsabfall, eine Maske, schnell!«

und war im nächsten Augenblick auch schon wieder weg. Ohne jegliches Zeitgefühl, wachte ich einige Zeit später wieder auf. Es war dunkel, niemand war da. Nur die unzähligen Geräusche sämtlicher Geräte und das Piepen der Monitore, im Rhythmus meiner Herzfrequenz, durchbrachen

Stück für Stück die unwirkliche und beängstigende Situation. Bevor ich überhaupt realisieren konnte, wo ich eigentlich bin, nahm ich die unzähligen Schläuche an meinem Körper wahr, die mich regelrecht ans Bett fesselten. Dazu mehrere riesige Drainagen voller Blut, die aus meinem Brustkorb rausragten und der schwere externe Herzschrittmacher, der am anderen Ende meines Bettes lag und dessen Drähte ebenfalls in meinen Brustkorb führten. Die Situation war so surreal und ungreifbar für mich, dass ich gar nicht wirklich sicher war, ob ich das hier gerade träume oder ob das wirklich passiert. Nur die höllischen Schmerzen ließen mich darauf schließen, dass ich noch am Leben bin...

>>Todesangst ist wie eine Herz-Op ohne Narkose. Gefangen zwischen Leben und Tod. Unklar, ob man es überlebt. <<

(-Kinderherzgedanke)

Im nächsten Augenblick standen plötzlich eine Ärztin und eine Krankenschwester neben mir. Doch anstatt mir zu sagen, dass alles gut sei oder mir zu erklären, wo ich bin und was die letzten Wochen alles passiert ist, blieb mir gar kein Moment zum Durchatmen, ehe mich die Schwester aus dem Nichts anschrie und mir befahl, ich solle ohne ersichtlichen Grund sofort aufstehen und mich hinstellen. Ich, die irgendwie noch immer in irgendeinem Tunnel feststeckte und keinerlei Kontrolle über mich und meinen Körper hatte, dachte ich höre nicht richtig. Man kann sich nicht ansatzweise vorstellen, was das in dem Moment für mich bedeutet hatte. Es war, als würde man jemandem, der frisch am Bein operiert war, zwingen, einen Marathon zu laufen oder Hampelmänner zu machen, während man noch Betonklötze um das Bein bindet. Metaphorisch mit der Wirklichkeit überhaupt nicht gleichzusetzen und auf einen imaginären Nenner zu bringen. Nicht nur die Tatsache, dass ich wenige Minuten vorher noch am offenen Herzen operiert wurde, was schon ausgereicht hätte, sondern auch die, dass ich längere Zeit nicht bei mir war und eigentlich jedem normalen Menschen klar sein sollte, dass man danach nicht einfach mal eben so aufstehen kann, als wäre nie etwas gewesen, machte diese Aufforderung so absurd. Ja, frühe Mobilisierung ist ohne Zweifel essentiell und für die Regeneration unabdingbar, aber das in einem gewissen Rahmen und unter bestimmten Berücksichtigungen, aber nicht so. Aus welchen Gründen auch immer, ist dort fachlich, als auch menschlich leider einiges schief gelaufen, das ich letzten Endes ausbaden und vor allem mit meinem seelischen Wohl bezahlen musste.

Verzweifelt und unter panischer Angst, weil ich die Welt nicht mehr verstand und vor Schmerzen kaum atmen konnte, sagte ich ihr mit weinerlicher und von der Intubation noch heiseren, gebrochenen Stimme und nach Worten ringend, weil in meinem Kopf noch immer ein Nebelschleier überhand nahm und mich wie eine ferngesteuerte Marionette funktionieren ließ :

»Ich kann nicht, ich habe so Schmerzen.«

Doch sie ignorierte meine Worte und sagte mit strengem, kalten Ton:

»Mir egal, komm jetzt, los, sofort, steh auf!«

Ich konnte meine Tränen nicht mehr halten, als sie an mir herum zog und mich an allen Vieren nach oben zerrte, während ich vor Schmerzen schrie und weiter gefleht habe, dass sie endlich aufhört und von mir ablässt.

»Es reißt vorne alles auf«,

versuchte ich ihr klar zu machen, schrie immer und immer wieder »Stopp«, »Stopp, bitte, es tut so weh«, doch auch das schreckte sie nicht zurück. Ich stand keine Sekunde auf meinen Beinen, die wie Wackelpudding und gefühlt nicht mehr existent waren, als ich ihr noch sagte, dass mir schwindelig ist, woraufhin von ihr auch nur ein unverschämtes »Stell dich nicht so an« kam, ehe ich im nächsten Augenblick auch schon bewusstlos zusammensackte und zu Boden fiel. Ich hab es gespürt. Mir wurde ganz heiß, mein Kopf hat pulsiert, das Herz wie wild geschlagen, die Luft zum Atmen wurde immer weniger, doch meine Worte waren nichts wert. Es war egal. Ich hätte sagen können was ich wollte und es hätte doch nichts gebracht. Ich kam mir wie ausgeliefert vor und hatte Todesängste. Die Ärztin stand nur daneben und wagte sich nicht einzugreifen, während die Krankenschwester auch danach mit ihrer Quälerei und Tyrannei nicht aufhörte.

Einige Zeit später kam ich langsam wieder zu mir und begann direkt erneut zu weinen. Ich konnte die Tränen einfach nicht unterdrücken. So sehr ich es notgedrungen auch versucht habe. Die Schmerzen waren nicht auszuhalten und übertrumpften mit Abstand alles, was ich je zuvor erlebt hatte. Dazu die Angst, was als nächstes passieren würde.

Dabei dachte ich eigentlich, dass ich bereits jeglichen Schmerz kennen würde und abgehärtet wäre. Aber nichts da. Wieder mal wurde ich eines Besseren belehrt. Auf eine mehr als grausame Art und Weise. Es war, als würde mir jemand den Brustkorb in tausend Teile reißen, immer und immer wieder und gleichzeitig würde ein LKW darüber fahren und noch ein Feuer darin entfachen. Es war, als würde ich am lebendigen Leibe verbrennen und ich konnte nichts dagegen tun. Diese Schmerzen kamen aus der Hölle, es war wie eine Folter am lebendigen Leib, bei vollem Bewusstsein. Ohne Erbarmung und ohne ein Ende in Sicht.

Ich weinte und schrie mir die Seele aus dem Leib, als plötzlich die Krankenschwester, die mich zuvor bis zur Bewusstlosigkeit getrieben hat und für mich ein Monster in Person war, erneut anschrie und mir diesmal drohte:

»Wenn du nicht sofort aufhörst zu weinen, gibt es keine Schmerzmittel mehr und ich nehme dir dein Handy weg«, das -vor allem in Anbetracht der allgegenwärtigen Umstände- mein einziger Draht zur Außenwelt war.

Ich kam mir vor wie in einem falschen Film. Einem gewaltig falschen Film, der eine neue, bisher unbekannte, Klimax des Horrorfilms sein musste.

Dabei dachte ich doch eigentlich davor schon, dass ich bereits die Hauptrolle in dem Horrorfilm habe, der sicher einen Oscar bekommt. Und was hatte ich jetzt? Jetzt hätte mein Horrorfilm, der ein Horror-Horrorfilm und noch irgendwas darüber war, nicht nur einen Oscar, sondern mindestens zehn und »Die goldene Palme« on top verdient, wenn man nach der Grausamkeit geht zumindest. Nur mit dem Unterschied, dass ich darauf nicht hätte stolz sein können, weil der Film ach so grandios sei.

Schwermut

Ich rufe verzweifelt nach Hilfe,
denke mir, »Das kann doch alles nicht sein«,
doch die Schwester sagt:
»Lass es sein, es hört eh keiner dein
Schreien.«
Ich kann nicht mehr klar denken,
kann nur weinen.
Der Schmerz ist so viel schlimmer, als sie
meinen.
Der Schmerz ist alles, was ich noch bin
und in nichts sehe ich mehr einen Sinn.
Ich will springen, aus dem Fenster hinaus,
will am liebsten laufen, weit in den Wald
heraus.
Will nur, dass es endlich vorbei ist,
bevor der Schmerz mich endgültig ganz
auffrisst und ich mich selbst endgültig
vergess´.
»Halte durch«, sag ich mir Tag ein Tag aus
und ich frag mich weiter: »Wie komme ich hier
nur je heraus?«
Das Monster, es betritt wieder das Zimmer
und ich sehe wieder nur schwarzes Flimmern.
Sie sagt, sie spritzt mir jetzt was und ich
schreie nur »Hilfe, nein!«, aber ich habe
keine Chance gegen sie, sie lässt es eh nicht
sein.

Mein Herz tut weh und meine Seele auch,
und ich spüre schon den nächsten Schlauch.
Sie schiebt ihn in mich hinein
und ich kann nicht anders, als weiter
schreien.
Ich kann echt nicht mehr, lasst mich bitte
gehen,
ich kann alles nur noch verschwommen sehen.
Sag, wie soll ein Mensch das ertragen und
wieso ich? Wieso immer und immer wieder ich?
Und dann lässt einen auch noch gefühlt jeder
im Stich.
Du hast am Ende des Tages nur dich selber,
rennst alleine durch alle Berge, Täler und
Wälder.
Warum ist alles so unfair und so schwer,
ich kann das wirklich, wirklich nicht mehr.
Wie viel Kraft soll man haben
und wie ertrage ich diese tausend neuen
Narben?
Mut, was ist das schon? Ein Wort, so schwach
und leer, denn mutig bin ich schon lange nicht
mehr.
Bitte lieber Gott, lass für mich ein Wunder
geschehen, lass mich endlich verstehen,
wieso, weshalb, warum?
Aber ich weiß...du sagst sowieso immer nur
»darum«.
Es reicht doch irgendwann mal,
es ist wirklich genug.

Es ist so schwer und schmerzhaft,
jeder einzelne Atemzug...

In Anbetracht aller Umstände und der unzähligen starken Medikamente, die ich in mir hatte, fiel ich schlussendlich nach mehreren Tagen in ein schweres Delirium, aus dem ich so schnell auch nicht mehr rauskommen sollte.

Ich schloss meine Augen und wachte kurze Zeit später nassgebadet wieder auf. Doch meine Sicht war getrübt. Mehrmals blinzelte ich und kniff meine Augen zusammen, in der Hoffnung, alles nur zu träumen. Aber nein, auch das war kein schlechter Traum, nein, nichts als die bitterliche Realität. Egal wohin mein Blick ging, er war geprägt von lauter flackernden Blitzen und einem schwammigen Flimmern. Dazu kamen immer mehr Schwindel und ein starkes Benommenheitsgefühl, bis ich letztendlich versuchte die Augen wieder zuzumachen und dem Ganzen so zu entkommen. Doch vergeblich. Der ganze Albtraum sollte nun erst richtig losgehen. Es war, als wäre ich von jetzt auf gleich von einem Dämon besessen gewesen beziehungsweise eingenommen worden. Etwas, das ich so noch nie zuvor erlebt hatte und auch nie, nie wieder erleben wollte. Die Blitze in meinem Sichtfeld waren nach über einer Stunde purer Angst und Verzweiflung zwar mehr oder weniger weg, doch das, was darauf folgte, hätte schlimmer kaum sein können. Die Rede ist von

Halluzinationen. Wenn der Begriff »Halluzinationen« fällt, denken die meisten wohl schmunzelnd an eine Fata Morgana, also eine Wüstenlandschaft, in der man durch die Luftspiegelung eine Oase oder andere »lustige« Erscheinungen sieht, die man sich zusammenspinnt, aber in Wirklichkeit nicht da sind. Doch sind Halluzinationen so viel mehr und eine diabolische Folter für sich. Mein Zimmer auf der Intensivstation war dunkel und nur die unzähligen Geräte, Monitore und Co. warfen einige Lichtkegel in den Raum. Ich schaute nach rechts an die Wand, an der auf einmal seltsame Figuren erschienen. Puppenähnliche und clownsartige Wesen, die mich allesamt beobachteten und mir immer näher kamen.

»Nein, nein das bildest du dir alles nur ein. Bleib ganz ruhig, das geht bestimmt gleich wieder vorbei«, versuchte ich mich selbst zu beruhigen. Doch ein Blick auf die linke Seite neben mein Bett genügte, um meine Bestürzung ins Unermessliche zu steigern und mir den nächsten obligatorischen Herzinfarkt zu verpassen. Neben meinem Bett schwebte plötzlich eine beängstigende Gestalt und versuchte nach mir zu greifen. Immer eindringlicher und furchteinflößender. Schaute ich meinen schwarzen Rollstuhl rechts neben dem Bett länger als zwei Sekunden an, sprangen plötzlich hunderte schwarze Spinnen auf mich zu. Von der Decke kamen tausende Mücken, die in meine Richtung flogen und laut summten und ganz egal wohin mein Blick ging, es hörte nicht auf. Alle zwei Sekunden schreckte ich panisch vor Angst zusammen, weil es so unglaublich real war. Es war, als wären die Spinnen, die Figuren, die anderen tausend Tiere allesamt in meinem Zimmer und hätten es auf mich abgesehen.

»Ruhig bleiben, Antonia, du musst ruhig bleiben. Du hast schon so viel überstanden, das schaffst du jetzt auch noch irgendwie, auch wenn dich das gerade restlos fertigmacht. Es hört bestimmt gleich auf. Ganz bestimmt. Bleib ruhig und atme tief ein und aus. Alles wird gut…«, versuchte ich mir selbst als Mutmach-Apostel immer wieder zu sagen und doch hat es mich zwischen all den Schmerzen restlos fertig gemacht.

Um der Situation vermeintlich zu entkommen, schloss ich meine Augen erneut, in der Hoffnung die Phrase »aus den Augen, aus dem Sinn« würde sich dieses Mal bewahrheiten. Doch blieb es leider nicht »nur« bei visuellen Halluzinationen, die bereits mehr als ausgereicht hatten, um mich in Angst und Schrecken zu versetzen. Nein, es war noch immer nicht genug. Nein, ich wurde ja noch nicht ausreichend gequält. Nein, da ging noch was.

Es folgte ein permanenter Verfolgungswahn und das Gefühl, es gäbe kein Entkommen. Immer wieder hörte ich Stimmen im Kopf, die mich regelrecht in den Wahnsinn trieben. Nicht nur Stimmen, auch Geräusche. Ein gehässiges Lachen, das man nur aus einem Horrorfilm kennt. Ja, genauso hat es sich angehört. Getreu dem Motto:

»Ich werde dich holen, mach dich auf was gefasst.« Das Geräusch eines laufenden Wasserhahns, das Geräusch, als würde jemand die Tür auf und zu machen. Stimmen, die wirres Zeug kreuz und quer durcheinander geredet haben, sodass man kein Wort verstehen konnte und in der Symbiose der Stimmen nahezu versunken ist. Egal was ich versucht habe, um aus diesem Zustand wieder rauszukommen, es half nichts. Von überall hörte ich etwas, doch ganz egal wie hektisch ich meinen Blick in alle möglichen Richtungen schwenkte, es waren keine Menschen zu sehen, denen ich die Stimmen hätte zuordnen können. Ich hatte das Gefühl einige der Wesen sind unsichtbar und damit möglicherweise überall, egal was ich mache, tue oder sage. Irgendwann war ich einfach nur noch an einem Punkt, wo ich Angst vor mir selber bekommen und mit sporadischer Schnappatmung gebetet habe, dass das um alles in der Welt wieder aufhört, weil es einfach nicht mehr zu ertragen war.

»Bitte lieber Gott, ich kann das nicht mehr, bitte, bitte hilf mir, bitte. Ich...nehme alle Schmerzen der Welt billigend weiter in Kauf, ich verspreche es. Ich mach alles und lasse alles weiter über mich ergehen, alle Untersuchungen, Behandlungen, Operationen, Schmerzen, alles, aber bitte...bitte mach, dass das aufhört. Bitte. Ich halte das nicht mehr aus, bitte«, waren meine flehenden Worte der Verzweiflung, die das einzige waren, das ich in der Situation noch zusammenbekommen habe und denken konnte, stets in der Hoffnung erhört und aus diesem Zustand befreit zu werden.

Kopfhörer rein, die Musik auf die lauteste Stufe drehen und die Welt zu verstummen, versuchen ruhig zu atmen und mich zu besinnen. Minute für Minute. Das war mein letzter verzweifelter Versuch, meine Devise, diesen Ausnahmezustand irgendwie zu überleben. Die Zeiger der Uhr drehten sich nur wie in Zeitlupe im Kreis, doch nach endlosen Stunden der Qual, wurde es draußen langsam endlich hell und die Sonne fing an aufzugehen.

Augen auf. Es ist vorbei.

Vorerst zumindest.

Danke lieber Gott, dass du mich erhört hast und bei mir warst. Mal wieder.

Doch auch die Zeit danach wurde ich von Angst- und Panikzuständen gänzlich eingenommen und war komplett auf mich alleine gestellt, da durch Corona (wie ich dieses Wort verabscheue und nicht mehr hören kann...) auch niemand zu mir durfte. Sicher war es schade und nervig, wenn man wegen Corona nicht mehr in Clubs feiern gehen oder sich normal mit seinen Freunden treffen, nicht in Restaurants und Bars sowie verreisen konnte, wie man wollte. Aber es gibt da was, das noch viel schlimmer war, als das. Nämlich aufgrund dessen monatelang mutterseelenallein in einem Kranken-haus, gar noch auf einer Intensivstation, zu liegen, alleine um sein Leben kämpfen zu müssen und nicht zu wissen, ob man jemals wieder irgendje-manden wiedersehen wird, der einem lieb und wertvoll ist. Da ist dann niemand, der einem die Hand hält und einem beisteht. Nichts. Niemand. Wie oft hab ich mir, besonders in den unzähligen schlaflosen Horrornächten, nichts sehnlicher gewünscht, als dass jemand da ist, der meine Hand hält oder mich in den Arm nimmt und mir sagt, dass alles gut wird? Jemand, der den Schmerz ein Stück weit mit mir teilt oder mich gar von dieser schweren Last befreit. Psychisch zumindest. Wie oft hab ich mir das gewünscht? Jeden verdammten Tag. Jede Minute. Jede Sekunde. Weil ich jedes Mal aufs Neue dachte, dass ich in der Flut alleine versinke und der Schmerz, die Wut und die Trauer sämtliche Hoffnung und Kraft davon geschwemmt hatten. Weil sie nichts als einen innerlich zerbrochenen, verzweifelten Menschen hinterlassen hat. Aber es kam keiner. Ganz egal wie laut ich schrie. Es kam niemand nachts zu mir und hat mich aus den Tiefen dieser Flut gerettet, was meine Tränen und alles andere hätte unterbrechen können. Ich habe weiter vergeblich auf das nächste Schiff gewartet, das mich mitnimmt und ans nächstgelegene Ufer bringt. Es war schlimmer, als alles, was ich mir je hätte vorstellen können. Ich glaube niemand, der sowas nicht schon einmal selbst erlebt hat, kann sich das auch nur ansatzweise vorstellen und doch versuche ich immer wieder Worte für das schier Unbeschreibliche zu finden und diesen traumatischen Ereignissen etwas Luft zu geben. Ich habe mich dem »Monster« und allen anderen dort hilflos ausgeliefert gefühlt und wollte das alles -mal wieder- nicht mehr ertragen und hätte alles darum gegeben, zu sterben beziehungsweise erlöst zu werden. Denn das war für mich schlimmer, als »richtig« zu sterben. Vor allem habe ich nicht verstanden, wieso mir dort niemand geholfen hat. Wie man es mit seinem Gewissen vereinbaren kann, in so einer Situation nicht einzugreifen, vor allem als Ärztin. Wie man überhaupt so sein kann und was für ein Mensch man sein muss, so etwas zu tun. Sicher gibt es einen exzessiven Personalmangel und eine hohe Arbeitsbelastung, keine Frage. Ich habe es schließlich seit Jahren an der Front als Patientin live miterlebt und habe wirklich größtes Verständnis für die Pflege und weiß die Menschen, die diesen Job machen, mehr als zu schätzen. Aber kein Grund der Welt rechtfertigt für mich so einen Umgang. Das hat kein Mensch, vor allem keiner, der sich ohnehin in einer Ausnahmesituation befindet und es schwer genug hat, verdient und war in meinen Augen mehr als menschenunwürdig. Genau so ein Verhalten ist Schuld für tief manifestierte Traumata, die lebenslang währen und nicht mit dem Feierabend der Pflegekraft besiegelt werden. Ich habe mich wie angekettet gefühlt und das Atmen wurde nicht nur wegen meiner kranken Lunge immer schwerer, sondern vor allem, weil ich ohne Ende hyperventiliert habe und von Todesängsten eingenommen wurde. Eine Psychologin, die konsultiert wurde, war leider alles andere als brauchbar. Sie war ebenfalls völlig überfordert mit der Situation und anstatt mir zu helfen, überließ auch sie mich weiter meinem Schicksal. Bis heute sitzen diese sämtlichen traumatisierenden Ereignisse tief in mir. Natürlich sind es zum einen medizinische Prozeduren, die mich traumarisiert haben, aber eben auch genau solche Verhaltensweisen und es geht mir darum, dass dies nicht hätte sein müssen. Es hätte verhindert werden können, wenn man auch nur eine Sekunde bedacht hätte, was es für mich bedeutet, was in der versierten Skrupellosigkeit aber nicht auch nur ansatzweise von Bedeutung war. Als Bauarbeiterin auf einer Baustelle, mag das kein Problem sein, aber wenn man mit schwerst kranken Menschen auf einer Intensivstation arbeitet, so möchte ich das doch an den Pranger stellen und als äußerst kritisch denunzieren. Die Patienten auf einer Intensivstation, sind den Pflegekräften hilflos ausgeliefert und haben nicht die Kraft, sich gegen so ein Verhalten großartig zur Wehr zu setzen. Besonders, wenn man mit Medikamenten weitestgehend ruhig gestellt wird, dass man ja nicht mehr Herr seiner Sinne ist und komplett neuer sich steht. Mit so einem Gefühl möchte niemand jemand anderem sein Leben anvertrauen und weitestgehend seinem Schicksal überlassen werden. Niemand. Und auch, wenn ich keinem Menschen etwas Schlechtes wünsche, wünschte ich durchaus, dass sich manche Menschen einmal selbst im Leben begegnen und dadurch hoffentlich wachgerüttelt werden. Aber meistens sind das leider noch genau die, die ein sorgloses Leben haben und nur auf ihr eigenes Wohl bedacht sind.

Ja, es wird mit der Zeit besser, aber das sind schlichtweg Geschehnisse, die sich so tief in mein Inneres gebrannt haben, dass sie mich verändert haben und für immer ein Teil von mir sein werden. Dass sie für immer irgendwo in mir schlummern werden, ob ich will oder nicht. Manchmal kommen sie wieder hoch und überfluten mich und genau dann muss ich hoffen, den Rettungsring rechtzeitig zu finden beziehungsweise herbei geworfen zu bekommen, ehe ich untergegangen bin.

Aber fällt euch was auf? Trotz allem bin ich bis jetzt nicht untergegangen. Zumindest bin ich nicht ertrunken und konnte mich jedes Mal mit letzter Kraft wieder über der Wasseroberfläche halten. Vielleicht nur mit dem Kopf, aber das reichte, um nicht zu ertrinken und mich mit sporadischer Schnappatmung irgendwie über Wasser zu halten. Irgendwann lernt man in der Flut zu schwimmen. Mal besser, mal schlechter, je nach tagesabhängigem Strömungsgrad. Ich glaube manchmal muss man sich einfach selber retten, weil niemand kommen wird, der es sonst für einen tun wird, auch wenn vielleicht am Beckenrand Leute stehen, die einem versuchen die Hand zu reichen. Oder eben auch nicht. Man hangelt sich vom Nichtschwimmer zum Seepferdchen, hin zu Bronze, Silber, Gold und irgendwann vielleicht auch noch zum Rettungsschwimmer. Aber es ist ein Prozess. Man wird nicht von heute auf morgen plötzlich Hochleistungsschwimmer:in, sondern fängt langsam an und steigert sich dann immer mehr. Manche fangen im Planschbecken an, während andere direkt im Meer starten. Aber es ist egal, wie weit derjenige neben mir gerade ist und wieviele Bahnen er schon gezogen oder wieviele Meter bis Kilometer er bereits zurückgelegt hat. Denn es geht einzig und allein um mich. Darum, dass ich morgen eine oder vielleicht auch nur eine halbe Bahn mehr schwimme, als heute und irgendwann die Bahnen gar nicht mehr zählen muss, weil es sich eines Tages wie Fahrradfahren anfühlt und dementsprechend mit keinem sonderlich großen Kraftakt mehr verbunden ist. Dori, aus dem Film »Findet Dori«, würde jetzt sagen »Just keep swimming« und ich denke das trifft den Kern des Ganzen ziemlich präzise: Egal wie langsam man vorankommt, es zählt nur, es immer weiter zu versuchen. Mit jedem Tag, der einem automatisch auch eine neue Chance dazu gibt. Das Ufer ist vielleicht am Anfang noch nicht in Sicht, aber mit jeder Bahn, die du weiter schwimmst, wird es in nähere Ferne rücken und eines Tages zum Greifen nah sein.

Panikattacken

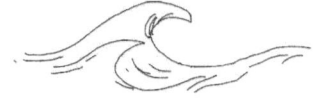

Die Angst und Panik kommen,
wie eine Flut, die mich umgibt.
Sie kommt immer näher, wird immer höher,
bis sie mein Inneres durchströmt
und mir die Luft zum Atmen nimmt
und schließlich wie die Glut eines Feuers,
in mir selbst zerrinnt.
Ich will weg, ich will fliehen, doch kann
nicht entkommen,
denn die Angst hat wieder mal gewonnen.
Ich will rennen, so weit weg wie nur möglich,
doch es geht nicht,
denn ich habe keine klare Sicht.
Einatmen, ausatmen und versuchen nicht zu
ertrinken,
denn sonst werde ich in der Angst versinken.
Ich habe keine Kontrolle mehr,
fühle mich so überladen und doch so leer.
Will am liebsten weinen und am liebsten
schreien
und mich aus den Fesseln dieser Angst
befreien.
Doch es sind Betonklötze, schwer wie Blei,
denn ganz egal wie laut ich schrei´,
es kommt sowieso keiner herbei.
Also muss ich alleine weiter schwimmen, gegen
den Strom,
denn es gibt einfach keine andere Option.

Muss warten, bis die Ebbe wiederkommt
und auch mein kleiner Horizont wieder mehr
Luft und Sonne abbekommt.

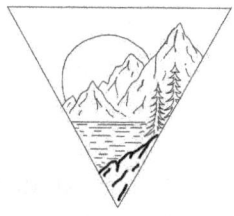

Verzweifelt rief ich per Videochat alle möglichen meiner »Herzensmenschen« an, die am anderen Ende der Leitung, hunderte Kilometer von mir entfernt, verzweifelt versucht haben, mich zu beruhigen, während ich von meiner Todesangst und den qualvollen Schmerzen besessen war. Eine andere Möglichkeit hatte ich leider zum damaligen Zeitpunkt nicht in dieser ausweglosen Situation. Bis in die Nacht hinein telefonierten wir, wobei ich von den Gesprächen kein Stück bewusst mitbekommen habe und mich entsprechend auch an nichts mehr erinnern kann, weil ich in einer ganz anderen Welt und gar nicht Herr meiner Sinne war. Dennoch tat es mir gut, vertraute Stimmen zu hören und das Gefühl zu bekommen, nicht ganz alleine zu sein, auch wenn es sich für mich dennoch so anfühlte. Die Zeit stand gefühlt still und an schlafen war nicht mal ansatzweise zu denken. Auch die nächsten Tage weinte und schrie ich weiter nahezu dauerhaft vor Schmerzen und Angst. Mein Körper stand permanent unter Hochstrom und ich war am Ende meiner Kräfte. »Durchhalten, Antonia, du musst durchhalten.« Diese Parole sagte ich mir selber immer und immer wieder und noch eindringlicher, als ich es all die Monate und Jahre davor schon immer tat, aber meine Kraft wurde immer weniger und weniger und ich habe diese Qualen einfach nicht mehr ausgehalten. Körperlich, aber vor allem auch seelisch. Niemand hätte das einfach so weggesteckt, weswegen es auch im Nachhinein für mich noch immer unbegreiflich ist, wie man einem so jungen Menschen, so eine Situation ganz alleine zumuten konnte. Die hinzugezogene Psychologin stand nur ratlos neben mir, während sie meine Mutter, die kilometerweit weg war, verzweifelt fragte, was sie denn mit mir machen solle…Tja, was hätte sie mit mir machen sollen…

Ein Gespräch hätte man mit mir nicht führen können, aber mir hätte schon etwas Menschlichkeit geholfen. Einfach wie ein Mensch behandelt zu werden und nicht wie ein Stück Vieh. Jemand, der sagt, dass er da ist und dass alles gut wird…. Jemand, der meine Hand nimmt und mir nicht das Gefühl gibt hier am lebendigen Leib von allen Seiten gefoltert zu werden und komplett auf mich alleine gestellt zu sein…Mehr wollte ich doch gar nicht. War das zu viel verlangt?

Tipps bei Panikattacken

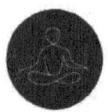

Versuche ruhig zu bleiben.
Das klingt im ersten Moment wie ein Hohn, aber es ist wichtig, sich nicht noch mehr in die Situation hineinzusteigern!

Schließe ggf. die Augen und atme tief ein und aus. Mache bewusste Atemzüge und lege zur Regulation deine Hand auf den Brustkorb.

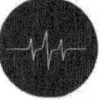

Bei einer Panikattacke beginnt man häufig zu hyperventilieren. In dem Fall kann es helfen, in eine Tüte zu atmen, um so wieder einen regulierten Atemrhythmus zu bekommen.

Versuche deine Gedanken auf etwas anderes zu lenken. Höre z.B. Musik, denke an schöne Erinnerungen oder schaue aus dem Fenster und sag dir selbst laut vor, was du siehst.

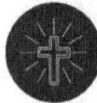

Es ist zwar nicht jeder gläubig, aber mir hilft beten immer. Beten, dass es vorbeigeht und mir in Gedanken zu vergegenwärtigen, dass ich nicht alleine bin.

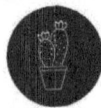

Versuche die Panik zuzulassen und nicht zu unterdrücken. Rede dir selbst gut zu und mach dir bewusst, dass es nur temporär ist. Es geht wieder vorüber.

 54321 Visualisierung: konzentriere dich auf…

>> 5 Sachen, die du sehen kannst,

>> 4 Sachen, die du fühlen kannst,

>> 3 Dinge, die du hören kannst,

>> 2 Dinge, die du riechen kannst,

>> 1 Sache, die du schmecken kannst.

Nimm einen Eiswürfel in die Hand und reibe damit durch die Handflächen. Es hilft, den Fokus auf den eigenen Körper und das Umfeld zurückzubekommen.

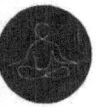

Stelle dir einen sicheren und/oder Ort vor, an dem du jetzt gerne wärst. Sei es am Meer, Zuhause, bei einem bestimmten Menschen oder wo auch immer.
Sitze die Panik dann aus und gib dir selbst die Zeit, die du gerade brauchst.

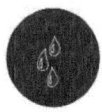

Wasche dein Gesicht mit kaltem Wasser.
Das kann die Herzfrequenz senken, wodurch man ggf. ruhiger wird.

Die Situation wurde für mich immer unerträglicher und irgendwann war ich so am Ende, dass ich nur noch schreiend und weinend kurzatmige Sätze wie:

»Ich will nicht mehr«,

»Lasst mich bitte endlich sterben, ich kann nicht mehr« und so weiter, jammernd von mir gab. Ich hätte alles dafür getan, um endlich erlöst zu werden. Diese Schmerzen, diese Qualen wünscht man nicht mal seinem ärgsten Feind und ich habe einfach nur gebetet, dass es ein Ende nimmt. Immer und immer wieder. Pausenlos. Diese Verzweiflung, diese Hilflosigkeit, ist gar nicht in Worte zu fassen und kann und will man sich als Außenstehender nicht mal ansatzweise vorstellen. Es sind Erlebnisse, die einen mehr prägen, als alles andere und eine Art von Schmerz transportieren, der einen Menschen verändert. Es ging sogar so weit, dass ich am überlegen war, wie ich es selbst hätte beenden können. Mag hart klingen, spiegelt letztendlich aber nur meine Verzweiflung und Hilflosigkeit der Situation wider. Aus dem Fenster springen fiel leider weg, da die Intensivstation im Kellergeschoss war. Die Erfolgsaussicht wäre also sehr gering gewesen und aus dem Fenster zu klettern, wäre in dem Zustand sicher auch nochmal eine Herausforderung für sich gewesen.

Wegrennen ging leider auch nicht, da mich etliche Schläuche und Kabel ans Bett fesselten und ich mich alleine nicht mal hinsetzen, geschweige denn hinstellen konnte. Es war also aussichtslos. Und allein dieses Bewusstsein hat mich innerlich fast umgebracht.

❦ ♡ ❦

>> Das Mutigste, was ich je getan habe,
war weiterzumachen,
obwohl ich aufgeben wollte und nicht
mehr konnte. <<

(-Unbekannt)

Bereits im nächsten Augenblick ereilte mich eine Panikattacke nach der nächsten, die ich derart nie zuvor hatte- zumindest nicht mal ansatzweise in der Intensität und Tiefe. Es war jedes Mal, als würde mir jemand die Kehle zuschnüren und dieses Gefühl aus Angst, Panik, Beklommenheit und Ohnmacht, ist einfach jedes Mal aufs Neue zermürbend gewesen. Niemand war da und half mir aus diesem Zustand wieder rauszukommen und auch ich selber wusste nicht, wie mir das gelingen sollte. Ich versuchte immer wieder mich zu beruhigen und an etwas Schönes zu denken, Musik zu hören, zu beten und zu flehen, dass es ein Ende nimmt, aber nicht nur einmal war ich mir sicher, dass das hier mein Ende ist und ich nun endgültig hier und jetzt zugrunde gehe. Alleine. Ganz alleine. Umgeben von unmenschlichen Monstern, die offensichtlich Spaß daran haben, andere Menschen aufs Abartigste und Unwürdigste zu quälen. Ich hatte vor dem Eingriff vor allem Möglichen Angst und mich auf jedes, in meinen Gedanken mögliche, Szenario versucht einzustellen, aber das...das war weit außerhalb meines Gedankenhorizonts und meiner Vorstellungskraft. Ich hätte es niemals für möglich gehalten, dass es so etwas in Deutschland gibt. Vorher hatte ich glücklicherweise eigentlich nur positive Erfahrungen mit Ärzten und Pflegekräften gemacht und ausgerechnet in dieser Situation sollte sich das Blatt um dreihundertsechzig Grad wenden. Damit hatte ich nicht gerechnet. Doch so sehr ich mich nach Erlösung sehnte und wohl fast alles dafür getan und in Kauf genommen hätte, so sehr wurde mir, nachdem ich mich für einen kurzen Augenblick wieder etwas beruhigt und besonnen hatte, klar, dass ich so nicht verelenden will. Nicht hier, nicht in dieser Umgebung, nicht unter diesen Umständen. Das durfte nicht das Ende sein. So möchte niemand sein Lebensende besiegeln. Ich habe einfach nur aus dem Fenster in den tristen Himmel gesehen und zu meinen drei persönlichen Engeln im Himmel gebetet, dass sie bei mir sind und mich beschützen; mir helfen, mich nicht alleine lassen. Mag klischeehaft klingen, war in dem Moment aber einfach meine letzte verzweifelte Hoffnung und noch so kleine Stütze sowie Kraftquelle. Und irgendwie - es ist mir bis heute ein Rätsel wie-, habe ich mich mühselig von Tag zu Tag gequält. Wieder mal. Mein Körper und meine Seele waren mehr denn je am Ende und doch wusste ich, dass noch immer ganz viele Menschen in Gedanken bei mir sind und auch meine drei Schutzengel stets da sind. Jede Sekunde. Jeden einzelnen Augenblick. Dennoch wurde mir in dieser Zeit einmal mehr klar, dass man sich selbst immer der Nächste ist und man im Zweifelsfall wirklich nur sich selber hat. Niemand konnte mich auch aus der Situation retten, niemand war wirklich da (aus welchen Gründen auch immer- das sei mal dahin gestellt), außer ich selbst. Ich selbst war immer für mich da. Jede einzelne Sekunde. Ich selbst habe mich nie im Stich gelassen und ich selbst habe immer und immer wieder für mich und mit mir gekämpft. Auch wenn kein anderer da war. Rückblickend war ich zum ersten Mal richtig stolz auf mich selber und habe gelernt mich selbst vielmehr wertzuschätzen. Ich muss mich gut um mich selber kümmern, denn ich brauche mich schließlich. Jeden Tag. Mein Leben lang. Und ich brauche mich selbst mehr als jeder andere. Diese Erkenntnis wäre mir ohne diese qualvollen Zeiten wohl nie derart eingeleuchtet und doch bin ich dankbar, dass ich mich selbst durch all das so viel mehr zu schätzen gelernt habe. Es scheint fast, als hätte ich erst in solch schwierigen Situationen zu mir selbst finden können, auch wenn ich mich darin ebenso immer wieder selbst verloren habe. Es ist dennoch, als hätte ich mich selbst anders niemals derart zu schätzen gelernt. Ich würde fast sagen ich bin mein eigener Freund geworden und ich denke, dass das eine ziemlich schöne Quintessenz zwischen all dem Unheil und Leid ist, die mir nichts und niemand mehr nehmen kann. Komme was wolle. Auch wenn ich mich mit Sicherheit in dieser Flut des Lebens noch öfters verlieren werde und diese Erkenntnisse wieder wie ausgeloschen sein werden. Aber auch das ist okay, schätze ich.

Einsamkeit

»Ist da irgendjemand, der mich hören kann?«,
frage ich mich jedes Mal, sobald ich wieder
stehe, kurz vor einem Untergang.
Denn egal wer einst gesagt hat:
»Ich bin immer für dich da«,
so zählt am Ende doch nur die Frage
»Ist das wirklich wahr?«
Fakt ist, meistens hast du letztendlich nur
dich selber und rennst alleine durch alle
Täler und Wälder.
Denkst dir vielleicht, du schaffst es nicht
alleine durch den Regen
und fragst dich: ist das hier alles Fluch oder
doch vielleicht auch irgendwo Segen?
Ja, ich bin zwar durchaus gerne mal allein,
doch möcht´ich trotzdem niemals einsam sein.
Manchmal, da sehne ich mich nach daheim
und fühle mich so unendlich klein.
Klein in dieser überdimensionalen, schnellen
Welt,
die gefühlt immer wieder auf mich fällt.
Ich will ja hinaus, will sie erkunden,
doch bin an dieses Bett gebunden.
Kranksein heißt auch unausweichlich alleine
sein, alleine kämpfen, denn nur du selber
kannst dich retten,
dich befreien aus den ganzen Ketten.

Also sei dir selbst der Nächste und kenne
deinen Wert,
auch wenn alles um dich herum unaufhörlich an
dir zerrt.
Sei dankbar für jeden (wahren) geselligen Weggefährten an deiner Seite und schiebe alle
anderen weit beiseite.

Kapitel 10

Hoffnungsschimmer im Flüsterton

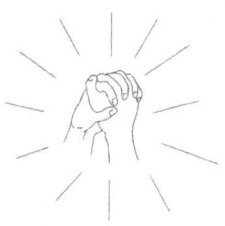

Nach Wochen der Qual, der Angst, Verzweiflung und Einsamkeit, wurde mir rückblickend wie ein Geschenk, der vierjährige Junge Basti mit seiner Mutter Eva auf das Zimmer geschoben. Ich war inzwischen wieder etwas mehr Herr meiner Selbst, doch nach Beständigkeit und Stabilität musste ich noch weiter verzweifelt suchen. Am Anfang wollte ich eigentlich nur meine Ruhe haben und meinen Gefühlen freien Lauf lassen, doch es dauerte nicht lange, bis die beiden mein Herz eroberten und meine persönlichen Lebensretter in der Situation wurden. Nicht nur einmal unterhielt ich mich mit Eva, trotz oder gerade wegen aller Umstände, bis spät in die Nacht, die zu diesem Zeitpunkt die einzige Person vor Ort war, die sich meine Sorgen und meine Ängste anhörte und mir das Gefühl gab, nicht ganz alleine zu sein. Basti, der zu Beginn noch sehr schüchtern war, wie er immer auf eine sehr süße und lustige Art und Weise sagte, schaffte es, mich in all dem Leid und Schmerz immer wieder zum Lächeln zu bringen und nach nur wenigen Tagen meinte er zu seiner Mutter stolz:

»Ich bin jetzt nicht mehr schüchtern, wir sind jetzt Freunde.«

Und nicht nur wir wurden Freunde, sondern auch unsere Kuscheltiere, die natürlich auch nicht fehlen durften und unsere Sorgenfresser waren. Mag im ersten Moment für den ein oder anderen vielleicht kindisch und albern klingen, war aber in dem Moment purer Balsam für die Seele und meine emotionale Stütze. Kinder haben irgendwie eine unglaublich magische und einzigartige Art an sich, Menschen zu verzaubern sowie in ihren Bann zu ziehen und selbst zwischen größtem Leid und Schmerz ein Lächeln auf deren Lippen zu zaubern. Doch trotz der partiellen seelischen Entlastung, ging es mir von Tag zu Tag immer schlechter. Meine Entzündungswerte explodierten immer mehr und wieder, beziehungsweise eigentlich noch immer, ging es um Leben und Tod, was ich zwischenzeitlich irgendwann versucht hatte auszublenden und zu verdrängen, auch wenn das eigentlich schier unmöglich war. Meine Sauerstoffsättigung wurde von Tag zu Tag immer schlechter und mein Herz versuchte diesen Mangel beziehungsweise diese Überbelastung durch einen extrem schnellen, arrhythmischen Herzschlag und weitere Symptome zu kompensieren.

Die Nächte waren weiterhin mehr als schlaflos und

es verging keine Nacht, in der nicht notfallmäßig ein Arzt oder eine Ärztin zu mir kommen musste. Evas Blick ging besonders in der Nacht auch auf meinen Monitor, der immer niedrigere O2-Werte, dafür aber umso höhere Herzfrequenzen anzeigte. Uns beiden war, spätestens nachdem mein Körper über zwei Wochen am Stück mit durchgehend vierzig Grad Fieber reagierte, klar, dass das nicht mehr lange gut gehen kann und wohin das früher oder später führen wird. Ich kannte meinen Körper und die Anzeichen. Besser, als jeder Arzt es mir hätte prophezeien können.

So schlimm und traumatisch die Situation davor und auch jetzt noch war, so dankbar war ich, dass mir das Schicksal diese zwei Herzensmenschen in genau dieser Situation geschickt hatte. Es war, als hätte sie mir der Himmel geschickt, damit ich mich in der Situation nicht selber aufgebe, denn hätten die beiden mich seelisch nicht derart aufgefangen, hätte ich dies wohl zum damaligen Zeitpunkt längst getan und hätte diesen Kampf damit auch schon lange verloren. Sie waren wohl die Aus-nahme- der Beweis, dass manchmal doch jemand kommt und einem einen Rettungsring herbei wirft, während man gerade kurz davor ist in der Flut zu ertrinken und schon fast gar nicht mehr damit rechnet, noch gerettet zu werden, weil seine eigenen Kräfte immer mehr und mehr schwinden und der Wasserspiegel immer höher wird.

Eines späten Abends, kurz vor Mitternacht, kam es jedoch wie es kommen musste. Eva fand mich bewusstlos im Bett liegen und rannte sofort nach draußen um eine Krankenschwester zu rufen. Diese eilten sofort zu zweit herbei, doch ich war weiterhin nicht ansprechbar und das Fieberthermometer zeigte inzwischen in dunkelrot knapp einundvierzig Grad Fieber an, welches noch immer weiter und weiter stieg.

Ich war komplett nassgeschwitzt, habe nur noch flach geatmet, sodass ich bereits zyanotisch war, und meine Entzündungswerte, genauer gesagt mein CRP, war inzwischen auf über dreihundert angestiegen (zum Vergleich: der normale Wert liegt bei unter 5 mg/l!) und noch immer steigend. Wieder zeigte mein Körper deutlich, dass er am Ende ist und etwas gewaltig schief läuft. Immer wieder beängstigend, wie schnell die Situation dermaßen ernst und akut lebensbedrohlich werden kann.

Der Professor, der an dem Wochenende Nachtdienst hatte, entschied nach einem Notfall-Herzecho und Röntgen-Thorax, dass ich sofort notoperiert werden muss. Zwischen meiner Herzhaut und dem Herzbeutel hatte sich über ein halber Liter (freie) Flüssigkeit beziehungsweise Blut angesammelt, wodurch der Herzmuskel eingeengt wurde und das Herz nicht mehr richtig pumpen konnte, weswegen es bei mir bereits zu einer sogenannten schweren »Herzbeutel-Tamponade« gekommen war. Mein Herz, was ja ohnehin schon massiv geschwächt war, konnte kaum mehr richtig arbeiten und zudem war meine Lunge voller Wasser und Ergüssen und war auf der rechten Seite sogar bereits kollabiert, das heißt zusammengefallen. Jackpot. Mal wieder. Unter anderem primär zurückzuführen auf ein sehr seltenes, schwerstes, autoimmunologisch bedingtes (Anti-SMA-Antikörper) »Postkardiotomiesyndrom.« Post was? Mag vielleicht komplex klingen, ist aber kurz und faktisch gesagt, in meinem Fall im Gesamtbild bereits so ausgeprägt gewesen, dass akute Lebensgefahr bestand. Zuvor wurden bereits wochenlang alle möglichen intravenösen Antibiosen und Co. versucht, die jedoch allesamt -logischerweise- keinerlei Wirkung zeigten und das Problem somit nicht eindämmen konnten, während es sich immer weiter ausbreitete und gewaltigen Schaden anrichtete.

Zwischen der Entscheidung des Professors, bis zur Vorbereitung der OP, vergingen nur wenige Minuten. Nach der berühmten »Leck-mich-am-

Arsch-Tablette« nahm ich zu meiner Überraschung und Erleichterung die Fahrt im Bett zum OP-Saal jedoch diesmal als eine Fahrt durch rosa-rote-Wolken, die aus Zuckerwatte bestanden und einem wunderschönen und friedlichen Ort angehörten, wahr. Eine Welt, wo mir rosa Einhörner »Guten Tag« sagten und glitzernden Feenstaub versprühten. Ja, eben so richtig kitschig und märchenreif. Und so wachte ich schließlich Stunden später wieder auf, nachdem diese fast schon atemberaubende Märchenfahrt vorbei war.

In dieser Welt wäre ich gerne noch länger geblieben. Mit Einhörnern ist es auf jeden Fall deutlich amüsanter und angenehmer, als mit manchen Menschen, habe ich festgestellt. Vor allem wäre mir ein Einhorn als Krankenschwester sicher auch eine bessere Stütze gewesen, als das Monster, mit dem ich zuvor vorlieb nehmen musste.

Als ich wieder halbwegs wach war, wusste ich weder wo ich bin, noch wie ich heiße, und doch war ich vor allem wieder völlig überfordert mit der Situation. Ehe ich das Geschehene der vergangenen Wochen und Monate erfolgreich verarbeiten konnte, überstürzten sich die Ereignisse wieder und wieder und ich wollte einfach nur wissen, wann dieser Albtraum endlich ein Ende hat.

Schmerzen, Atemnot und vieles mehr und zu meiner Enttäuschung hat mich das Einhorn nicht aus dem Albtraum in die bunte Regenbogenwelt gerettet, sondern mich alleine in diesem Verlies zurückgelassen. Zu meiner Erleichterung war wenigstens keine Schwester des Schreckens in Sicht-, aka das Monster aller Monster. Stattdessen kamen mir direkt mehrere andere Krankenschwestern mit den Worten: »Keine Angst, Schwester XY ist ab jetzt längere Zeit im Urlaub. Wir sind nur Zeugen, keine Täter« entgegen und ich wusste nicht, ob meine Erleichterung oder mein Entsetzen über letztere Aussage größer waren. Ich kam mir immer noch vor, als hätte ich das alles nur geträumt und das wäre mir auch definitiv lieber gewesen. Es war so unfassbar, dass es fast zu unglaublich um wahr zu sein war. Aber nein, leider war auch das kein schlechter Traum, aus dem ich wieder aufwachsen sollte. Trotzdem versuchte ich weiter, mich selbst zu beruhigen und ein Stück weit zu besinnen. Gar nicht so einfach, wenn man sich fühlt, als hätte einem jemand den Verstand geraubt und gleich auch die ganze eigene Persönlichkeit mitgenommen und stattdessen eine leere Hülle zurückgelassen, die wie eine Marionette funktionieren soll, während sie aber eigentlich kaputt ist.

Zwischen unzähligen Tränen der Angst, der Verzweiflung und dennoch auch ein wenig der Erleichterung, zogen sich die Tage weiter wie Kaugummi und die Zeit stand gefühlt still. Die Wand gegenüber meines Bettes, hätte eigentlich schon Löcher haben müssen, weil ich sie gefühlt tagelang pausenlos angestarrt habe, während eine Träne nach der nächsten meinen Augen entronnen ist.

Wenige Tage später betrat ein Mann am späten Abend mein Zimmer. Ich fragte mich zunächst, wer er ist, was ich durch seine »normale« Kleidung zunächst nicht richtig zuordnen konnte und war verwundert, was er von mir wollte. Doch als er mir kurz darauf mit den Worten:

»Na, meine Prinzessin, wie gehts uns jetzt?« begegnete, zeichnete sich auf meinen Lippen ein zartes Lächeln und mir war klar, dass es der Professor ist, der mich notoperiert hatte. Der Mann, der mir dank seines schnellen Handelns das Leben rettete und der einzige vom Personal dort war, der mir jedes Mal mit Menschlichkeit und Empathie begegnet ist. Von Anfang an hatten wir ein besonderes Verhältnis und als hätte er geahnt, wie sehr sich mein Zustand verschlechtern würde, sagte er noch wenige Tage vor der Not-OP zu meinem kleinen Zimmernachbar, beim Herausgehen aus dem Zimmer:

»Pass du mir gut auf die Antonia auf, ja?«

Ich würde sagen beide beziehungsweise alle drei haben ihren Job als meine Lebensretter eins A getan.

»Hätten wir dich nicht so schnell gehandelt, wäre das Ganze anders ausgegangen. Ich hoffe das ist dir bewusst. Dein Herz war kurz vorm Versagen. Länger hätten wir wirklich nicht warten dürfen«, waren die letzten Worte meines Arztes, ehe er an diesem Abend mein Zimmer verließ und sich auf den Weg nach Hause machte. Ich hingegen blieb nachdenklich und wehmütig gestimmt zurück. Wie gerne wäre ich auch einfach hinaus spaziert und hätte all den Ballast hinter mir gelassen und meinem Kopf ein wenig Luft zum Atmen gegeben. Aber ganz vergessen, man kann von seinem eigenen Leben leider nicht mal eben eine Pause nehmen. Egal wie viele Überstunden man bereits gemacht und welchen »Job« man hat. Kranksein ist schlicht und ergreifend ein Full-time Job mit unbefristetem Arbeitsvertrag. Ob man will oder nicht.

Mein kleiner Freund Basti und seine Mutter Eva, mit denen ich mich innerhalb der letzten Wochen sehr angefreundet hatte und die mir sehr ans Herz gewachsen sind, wurden inzwischen entlassen, während ich weiter auf der Intensivstation ausharren musste. Zu meiner Überraschung und Freude, brachte mir jedoch noch am selben Tag unsere gemeinsame Physiotherapeutin, ein selbst gemaltes Bild und einen Brief von den beiden, was mich zutiefst zu Tränen gerührt hatte. So sah mein Zimmer zwischen all den Geräten und Schläuchen zumindest nicht mehr ganz so kahl und beängstigend aus. Wieder einmal überkam mich ein Gefühlschaos aus Dankbarkeit, Erleichterung, Angst, Freude und vielem mehr. Nun war ich also wieder alleine. Wieder auf mich selbst gestellt und kaum waren die beiden -im ikonischen Sinne Erzengel- weg, verschlechterte sich mein Zustand erneut immer weiter und weiter. Als hätten mich meine physisch anwesenden Schutzengel verlassen und das Pech hätte direkt wieder seinen maliziösen Freifahrtsschein von Nutzen gemacht. Wieder war an Aufatmen nicht zu denken und ein Vorfall folgte dem nächsten. Ich wurde inzwischen zwar in ein anderes Krankenhaus verlegt, doch der falsche Film sollte kein Ende nehmen und nicht nur ich, sondern auch die Ärzte, haben ratlos die Hände über dem Kopf zusammengeschlagen.

Ich war müde. Müde von all den Strapazen der letzten Wochen und Monate. Müde vom Durchhalten. Müde vom Kämpfen und vor allem müde von der weiter bestehenden Endlosigkeit dieses Albtraumes. Noch immer habe ich verzweifelt die

Pausentaste gesucht, die ich leider heute noch vergeblich suche. Aber ich war trotz allem immer noch hier und das, obwohl ich das Wochen zuvor fast nicht mehr für möglich gehalten und bereits mehr oder weniger mit meinem Leben abgeschlossen hatte. Irgendwie ein kleines oder vielleicht auch großes Wunder und doch konnte ich mich nicht wirklich darüber freuen, weil nicht jedes Wunder wie bei Alice verläuft, sodass man automatisch auch ins Wunderland kommt.

Wird also vielleicht Zeit, sich daran zu erinnern, dass das Leben kein Film und dementsprechend auch stets unkalkulierbar ist.

Die Mobilisierung war fast unmöglich. Ich konnte nicht mal alleine sitzen, geschweige denn aufstehen, ohne dass mich ein massiver Blutdruckabfall mit Werten von 30 zu 15, wo andere schon reanimiert werden, immer wieder in die Bewusstlosigkeit getrieben und jedes Mal aufs Neue den Stations-Notfallalarm ausgelöst hat, sodass alle Anwesenden ihre Beine in die Hand nahmen und ins Zimmer gestürmt kamen.

Jede Bewegung war mit unsagbaren Schmerzen und einem immensen Kraftakt verbunden. Mich aufsetzen wurde zum Marathon, ein kleiner Trinkbecher fühlte sich an wie ein Betonklotz in meiner Hand und meine Beine wie abgestorben. Weiter war ich ans Bett gebunden und bei allem auf Hilfe angewiesen, die man erstmal anzunehmen lernen muss. Niemand, besonders in dem Alter, möchte gerne von anderen Menschen gewaschen oder angezogen werden. Niemand möchte gefüttert werden oder die Zähne geputzt bekommen, weil man es selbst nicht mehr kann. Natürlich ist man dankbar für die Hilfe und Unterstützung, aber dennoch versteht man teilweise die Welt nicht mehr und kann gar nicht begreifen, wie das je aus einem werden konnte....Vom tanzenden Mädchen, das mit ihrer Tanzgruppe auf der Bühne steht, das Leben liebt und vor Energie nur so sprüht, zu einem Pflegefall. Und das in so kurzer Zeit. Es ist so unglaubwürdig, so unbegreiflich und mindestens genauso schwer zu akzeptieren. Mit einem lachenden und einem weinenden Auge schaue ich mir noch heute immer wieder alte Bilder und Videos an und weiß nicht, ob ich mir damit am Ende einen Gefallen tue oder doch nur ins eigene Fleisch schneide.

Ja, es wird wohl nie wieder werden wie es einmal war und es ist schlichtweg unrealistisch, dass ich mit dem kaputten Körper jemals wieder wie beflügelt auf einer Bühne stehen und tanzen werde, wenn nicht mal klar ist, wie lange dieser überhaupt noch halbwegs lebensfähig ist. Aber nur, weil es nicht mehr werden wird, wie es einmal war, heißt das nicht automatisch, dass nichts anderes Schönes kommen kann. Das vergesse ich leider immer wieder, weil ich so an den alten Erinnerungen festharre. Doch anders heißt nicht immer weniger lebenswert. Und manchmal ist es eben Zeit für Neues, während man alte Erinnerungen nichtsdestotrotz wie einen Schatz in seinem Herzen hegt und dankbar ist, dass sie überhaupt entstanden sind. Träumen darf man dennoch immer und ohne Grenzen, über den Tellerrand des Realisten hinaus. Ganz gleich wie abwegig der Traum auch sein mag.

>> Je schöner und voller die Erinnerung, desto schwerer ist die Trennung. Aber die Dankbarkeit verwandelt die Erinnerung in eine stille Freude.
Man trägt das vergangene Schöne nicht wie einen Stachel, sondern wie ein kostbares Geschenk in sich. <<

(-Dietrich Bonhoeffer)

Scherbenmeer

Und nun steh ich hier, vor diesem
Scherbenmeer.
Meine Gedanken sind so überflutet und
doch so leer.
Und ich denke nur:
»Ich kann das wirklich nicht mehr.«
Mein Leben in Trümmern, sehe keinen Weg
hinaus,
will ja leben, doch kann nicht so leicht
in die weite Welt heraus.
Zwischen »Ich will kämpfen«
und »Ich will quittieren«, versuche ich
in meiner Not irgendwelche Philosophen zu
zitieren.
Ich frage mich, was nur aus mir geworden
ist und wer ich wirklich bin und macht
das alles hier überhaupt noch einen Sinn?
Ich könnte endlich loslassen und mit der
Flut eins werden, könnte schwimmen ohne
zu ertrinken, könnte fliegen ohne zu
fallen, könnte leben als gäbe es kein
morgen und hätte einfach keine Sorgen.
Keine Schmerzen mehr, kein Leid, nur ein
erleichtertes, zufriedenes Lächeln, das

auf meinen Lippen übrig bleibt.
Ein Haufen voller Scherben, der das Licht
der Sonne spiegelt und die Frage:
»Soll ich bleiben oder gehen«,
mal wieder nur besiegelt.

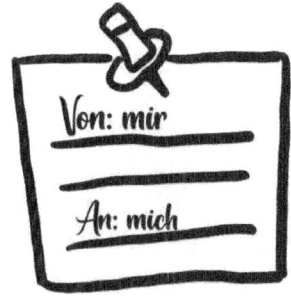

Schreibe einen Brief an dich selbst.
Wie geht es dir? Was geht dir gerade durch
den Kopf, was würdest du gerne vergessen
können? Wofür kämpfst du jeden einzelnen Tag?
Wer oder was tut dir im Moment gut?
Was möchtest du deinem künftigen Ich
erzählen?
Worauf willst du stolz sein können?
Lege den Brief in eine Box, in der du zum
Beispiel Erinnerungen aufbewahrst.
Wenn dir der Brief das nächste Mal in die
Hände fällt, lies ihn dir durch und schau was
deine eigenen Zeilen mit dir machen und wie
sie auf dich wirken.

Hat sich inzwischen etwas verändert?

Kapitel 11

Der Spiegel der Finsternis

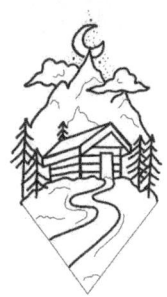

Die Zeit verging, auch wenn meine kleine

Welt trotzdem irgendwie weiter stillstand und sich doch eigentlich nur das Rad des Leids und des Schmerzes endlos weiterdrehten.

Draußen begannen die ersten Blumen zu blühen und die trostlosen Farben der Landschaft, wurden langsam wieder durch warme Grüntöne substituiert, die durch herumfliegende Schmetterlinge wieder etwas Leben in die Welt brachten.

Das Fenster trennte mich jedoch weiter von dieser Welt da draußen, während ich noch immer gefangen in meiner eigenen war.

Mein Zustand blieb eine reine Katastrophe und eine Achterbahnfahrt der Gefühle. Nach Wochen der erneuten beziehungsweise anhaltenden Ungewissheit und weiteren endlosen Strapazen sowie Vorfällen, war klar, dass die antizipierte OP mehr oder weniger gescheitert ist und mein Körper auf sämtliche in mir verpflanzte Implantate und Transplantate (vom Tier) mit einer schweren

Abstoßungs- und Fremdkörperreaktion reagiert und mein ganzes Immunsystem nun endgültig komplett außer Kontrolle geraten ist, in allen Hinsichten, auf allen Ebenen. Nicht nur auf das Herz bezogen. Ich habe immer mehr Lähmungserscheinungen entwickelt, konnte meine Beine irgendwann nicht mal mehr spüren und bin schlussendlich in einer sogenannten Tetraplegie geendet, das heißt einer Parese, mit Beteiligung aller vier Extremitäten. Auch mein Magen-Darmtrakt hat, ebenso wie die Speiseröhre, in Form von schweren Motilitätsstörungen, gestreikt. Das Zwerchfell war gelähmt und ich habe weitere, schwere Entzündungen im ganzen Körper und sämtlichen Organen entwickelt. Am Ende jener Diagnostik, stand jedes Mal nur ein weiteres großes Fragezeichen, mit ratlosen Händen, die über dem Kopf zusammengeschlagen wurden. Mein Körper ein Totalschaden, den man kaum begreifen konnte. Wieder ein Rückschlag, wieder ein faustiger Schlag ins Gesicht. Wieder noch mehr Ängste, wieder noch mehr neue Fragezeichen. Als wäre alles nicht schon genug gewesen, musste das Schicksal natürlich nochmal eins oben drauf setzen und das »Leben« selbst rückte mal wieder meilenweit in die Ferne. Wieder ging es tagtäglich nur ums Überleben, ums Existieren und vor sich hin-vegetieren. Ich hatte durch die eigentliche OP also nicht mal was gewonnen, obwohl ich sie überlebt habe. Im Gegenteil, nie hätte ich gedacht, dass es noch so viel schlimmer geht. Die Phrase »Schlim-mer geht immer« ist wohl leider doch mehr wahr, als gedacht oder besser gesagt gewünscht. Aus einem, im übertragenen Sinne, vorher schweren Rucksack auf meinem Rücken, wurde ein kilo-schwerer Koffer, der inzwischen so schwer und unhandlich war, dass ich ihn überhaupt nicht mehr richtig tragen konnte, ohne darunter zusammen-zubrechen und ihn folglich mühsam, mit aller Kraft, hinter mir herziehen musste. Es ist so un-glaublich schwer in genau solchen Momenten die Geduld und Hoffnung nicht zu verlieren, denn irgendwann verliert man sie unaufhaltsam. Ob man will oder nicht. Nicht nur einmal habe ich mich auch hier gefragt, in welchem unfassbar schlechten Film ich denn hier die Hauptrolle bekommen habe und wann ich denn bitte endlich wieder aussteigen kann. Aber klar, der Regisseur machte mir natürlich einmal mehr weiß, dass ich einen nicht auflösbaren Vertrag unterschrieben habe und diese Rolle jetzt weiterspielen müsse, ob ich wolle oder nicht. Und was soll ich sagen:

manchmal ist das Leben eben so, dass man keine andere Wahl hat, als weiterzumachen. Manchmal muss man vielleicht erst durch die Hölle gehen, um das Beste zu bekommen und nicht immer ist eine Hauptrolle ein Jackpot. Nicht alles, was glänzt, ist Gold. Das merkt man jedoch leider oftmals erst beim zweiten Blick und wenn man das Ganze etwas objektiver und aus einer anderen Perspektive betrachtet. Aber dennoch gibt es durchaus auch Horrorfilme, die ein märchenähnliches Happy-End haben und ich denke daran sollte man sich immer wieder festhalten. Auch wenn noch so furchteinflößende Monster das eigene Leben durchwüsten, so kann es doch immer wieder irgendwelche aufkreuzenden Helden und Engel geben, die diesen entgegenstehen und letztendlich stärker und einflussreicher sind. Man darf nur die Hoffnung und den Glauben daran nicht verlieren, um eine realistische Chance zu haben. Oder was glaubt ihr, warum dem kleine Hund statt dem Monster, in Form von seinem Vorbesitzer, zwei heldenhafte Herzensmenschen geschickt wurden, die ihn befreit und seinem Horrorfilm ein märchenreifes Happy-End gegeben haben? Auch wenn es noch so schwer fallen mag…

>> Nur wer an Wunder glaubt,

wird Wunder erleben. <<

(- Erich Kästner)

Die Reise

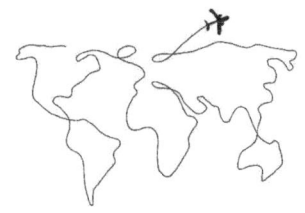

So lange schon auf dem Weg,

so lange schon auf der Suche.

Bin so oft schon halb ertrunken, in diesem
Meer voller Scherben und frage mich wieder:
»Muss ich nun sterben?«

Kannst du mir sagen, wohin es noch geht?

Oder ob sich alles doch nur weiter im Kreise
dreht?

Kannst du mir sagen, wie weit es noch ist?

Oder ob mich am Ende all das doch komplett
zerfrisst?

Sag, wie weit ist mein Ziel noch entfernt?

und ist es das Kämpfen überhaupt noch wert?

Ich hänge noch immer in der Warteschleife
und frage mich, ob ich eines Tages begreife,
wieso, weshalb warum, stellt das Leben einen
manchmal so auf die Probe, dass man innerlich
daran zerbricht?

Dabei will ich doch einfach nur, dass mir
jemand verspricht,

es nimmt ein Ende, eines Tages, ganz gewiss,
doch es ändert sich nicht das Ziel, sondern
der Weg der Reise,

aber gewiss: nur ganz still und leise.

Doch wohin sie geht, steht noch in den Sternen
der Nacht,

sieh doch; der Himmel erstreckt sich dir in

seiner vollen Pracht.
Hab Vertrauen und schau in die Ferne,
schau doch nur, all die wunderschönen Sterne.
Hör auf dein Herz und lass dich leiten
und irgendwann, zu anderen Gezeiten,
kannst du sicher auch weiter deinen eigenen
Weg bestreiten.

Ich trink' heut' einen auf mich selbst

7 Monate später...

September 2021:

Nichts hat sich wirklich zum Positiven verändert und doch ist alles anders. Wie so oft.
Ich versuche noch immer verzweifelt das Erlebte der letzten Monate zu verarbeiten. Doch das ist gar nicht so einfach, wenn man in einer Geraden der Achterbahn mal kurz Luft holen und durchatmen will und im nächsten Augenblick jedoch schon die nächste Abfahrt kommt und man wieder den freien Fall und ein Gefühl der Schwerelosigkeit fühlt, die einem den Boden unter den Füßen wegreißt. Wäre das hier eine richtige Achterbahnfahrt, hätte ich längst versucht auszusteigen oder spätestens nach der dritten Runde die Notbremse versucht zu ziehen. Doch ist das hier leider keine euphorisierende Achterbahnfahrt, die einen ordentlichen Adrenalinkick garantiert, sondern eher eine Fahrt zur Hölle, die sich auch das Leben - mein Leben- nennt. Das hab auch ich inzwischen mehr als verstanden und versucht mich damit abzufinden, was jedoch alles andere als leicht ist.

Wie jede Nacht liege ich vor Schmerzen wach in »meinem« Bett und zum ersten Mal seit Monaten, beginne ich so wirklich bewusst innezuhalten und zu realisieren, was in der Zwischenzeit alles passiert ist; was ich alles geschafft, durchgestanden und überlebt habe. Nur beim Anblick der Narben, die von all den Kämpfen übrig geblieben sind, wird mir wieder einmal klar, wie knapp das doch alles war und wie gering die Schwelle zwischen Leben und Tod doch immer und immer wieder war und folglich auch noch immer ist.

Ich starre- abwechselnd im Minutentakt, um nicht ganz zu versteinern- von Decke zu Wand und Wand zu Decke und warte. Warte, dass die Schmerzen und alle anderen Symptome, nein eigentlich meine ganze »Situation« endlich besser und erträglicher wird. Warte, dass es endlich wieder auszuhalten ist. Warte, dass ich wieder atmen kann, ohne das Gefühl zu haben zu ersticken. Warte, dass ich wieder klar denken kann, ohne in der latenten Flut zu ertrinken. Warte, dass sich so viele meiner offenen Fragen endlich beantworten und warte, bis sich das Seil, welches meine Kehle zuschnürt, wieder etwas lockert, um nicht nach jedem noch so kleinen Bisschen Lebensluft ringen zu müssen. Also ja, ich warte…wie so oft und wie so lange schon. Wie an einem leergefegten

Bahnhof, an dem seit Ewigkeiten kein Zug vorbeigefahren ist, der einen und sein schweres Gepäck abgeholt und mitgenommen hat. Raus aus dieser Sackgasse. Also warte ich weiter. Warte tagein, tagaus, Wochen, Monate und schließlich Jahre. Gut, die Deutsche Bahn hat zwar auch jedes Mal Verspätung, aber dieses »Delay« ist wohl nur schwer zu toppen und es ist nicht weit hergeholt, dass sich mit jeder Minute, die ich die Uhr weiter ticken höre, unaufhaltsam auch die Frage auftut, ob der Zug überhaupt noch jemals kommen wird oder ob mein Ticket vielleicht bereits abgelaufen ist und es auch keine Chance auf ein neues gibt...ich weiß es leider nicht.

Die Anzeigetafel am Bahnhof ist kaputt. Kein Schaffner ist in Sicht, keine anderen Menschen, die mir den Weg zeigen oder eine Auskunft geben könnten, nichts, niemand. Also stehe ich hier... alleine...stehe am heruntergekommenen Gleis und spüre jede einzelne Windböe, die meine Haare verweht und eher einem rudimentären Orkan gleichkommt, umso intensiver. Höre die Zeiger der Uhr immer lauter ticken und spüre meine Geduld immer weiter schwinden.

Für Menschen in meinem Umfeld wurde jede weitere Operation zu einer Art Routine und verlor an Relevanz, was bei der Häufigkeit irgendwann auch kein Wunder war. Zumindest, wenn man es nicht selbst durchmachen und ertragen muss. Denn für mich wurde es nie selbstverständlich oder gar »normal«. Auch wenn man meinen könnte, ich müsste der OP-Profi schlecht hin sein, bedeutet es jedes Mal aufs Neue für mich Angst, Schmerzen, Ungewissheit, Verzweiflung und so viel mehr. Es wird nicht leichter, sich gegen den Sturm zu wenden, während die Orkane immer mehr werden und deren Windstärke zunimmt, wenngleich ich durch sie und die Auflehnung dagegen, stärker werde. Auch die Schmerzen werden nicht weniger, nur weil sie seit Ewigkeiten da sind und so viel von einem eingenommen haben. Ja, man gewöhnt sich irgendwann daran und vergisst traurigerweise, wie es sich anfühlt, keine Schmerzen zu haben, aber das macht die Tatsachen und Situationen an sich bei Weitem nicht wett. Und doch gab es da trotz allem tatsächlich auch diesen einen Moment, den ich nicht mehr gedacht hätte noch zu erleben. Der Moment, in dem ich mir selber dafür gedankt habe, bis hierhin durchgehalten und nicht aufgegeben zu haben. Der Moment, in dem ich voller Stolz, Erleichterung und Wehmut auf all die Steine blickte, die sich mir die letzten Monate und Jahre in den Weg geschmissen haben. Ja, ich bin mehrmals über sie gestolpert und habe viel Zeit auf dem Boden verbracht, aber dennoch bin ich bis jetzt immer und immer wieder aufgestanden. Immer einmal mehr, als ich umgeworfen wurde. Das war am Ende das Einzige, das zählte.

Wieder sitze ich dennoch weinend auf dem Bett und blicke aus dem Fenster in das Dunkel der Nacht. Wie am Tag vor meiner großen Operation. Wieder starre ich in die Ferne und betrachte die kleinen Lichtlein inmitten der Finsternis. Mit einem Unterschied zu dem besagten anderen Mal: Diesmal sind meine Tränen keine Tränen der Angst oder der Trauer, sondern sie sind für einen Augenblick nichts anderes, als Tränen der Erleichterung. Tränen des Wehmuts, Tränen der Dankbarkeit und irgendwie auch Tränen der Freude. Weil ich mich selbst nicht aufgegeben habe und mich bis hierhin gekämpft habe. Trotz, dass die ganze Welt nein zu schreien schien. Es ist so verrückt. Es ist so unglaublich verrückt, wie sich die Gezeiten ändern und wie sie vor allem einen Menschen verändern. Einerseits fühle ich mich gebrochen von all den Ereignissen, Torturen und Schmerzen. Andererseits fühle ich mich durch all die Widrigkeiten und der Tatsache, dass ich sie überkommen habe, gestärkt und über mich hinausgewachsen. Verrückt, wie ambivalent Gefühle und Gedanken doch sein können. Und das in so vielen Hinsichten...Wie meine ehemalige Psychologin mal zu mir gemeint hat: es gibt zwei Seiten von beziehungsweise in mir. Einmal die taffe, starke Seite, die sich an jene Hoffnung klammert, kämpft, nicht aufgibt und versucht das Positive zu sehen. Dem gegenüber steht aber eben auch eine zerbrechliche, gebrochene, entkräftete, entmutigte und hoffnungslose Seite. Beide prallen immer wieder aufeinander und ergeben in einer kohärenten Schnittstelle ein halbes Ganzes. Welche Seite ich nach außen trage, kann sich im Sekundentakt, mit einem Wimpernschlag, ändern. Und das, ohne dass ich es zwangsläufig kontrollieren und beeinflussen kann.

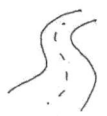

Und dann stehst du lächelnd auf deinem Weg,
schaust zurück und denkst:
>> Damals, da hinten,
als ich dachte es geht nicht mehr. <<

-Unbekannt-

Ja, es war und ist ein elendiger, bestialischer und harter Kampf, zwischen Leben und Tod, Schmerz und Leid, Panik und Angst und mit Sicherheit wäre es nicht nur einmal einfacher gewesen, hätte ich einfach aufgegeben -und das werde ich mir auch in Zukunft mit Sicherheit noch oft denken, zumal dieser Kampf noch lange lange nicht vorbei ist-, aber jetzt, jetzt gerade für den Moment, halte ich diesen Augenblick der Dankbarkeit und Ehrfurcht mir selbst gegenüber fest und bin stolz auf mich und meinen Körper. Ohne direkt daran zu denken, was morgen wohl sein mag.

Denn ich lebe jetzt.

Ich versuche mir ab jetzt nur noch ein Beispiel an dem Straßenkehrer Beppo zu nehmen, der seiner Freundin Momo einst ein sehr weises und wertvolles Geheimnis verraten hat: Beppo musste jeden Tag eine meilenweite Straße kehren. Diese war so groß und lang, dass es ihm so schien, als käme er kein Stück voran und er hatte das Gefühl, er würde es niemals schaffen die ganze Straße zu kehren.

In Anbetracht dieser »Stagnierung« und der vermeintlich immer größer werdenden Arbeit, ereilte ihn die Angst und er versuchte immer schneller und schneller zu arbeiten beziehungsweise zu kehren, bis er irgendwann völlig aus der Puste war und traurigen Entsetzens feststellen musste, dass die Arbeit trotzdem nicht weniger geworden ist und noch immer genauso viel Straße vor ihm lag, wie bereits zuvor.

Die wertvolle Quintessenz, die er daraus ziehen konnte, war die, dass es gar nicht darauf ankommt, den Blick auf die ganze, große Straße zu richten, sondern dass es viel effizienter ist, immer nur an den nächsten Schritt zu denken und sich Besenstrich für Besenstrich vorzuarbeiten.

Das heißt egal wie lang einem ein Weg oder wie groß einem eine Aufgabe auch erscheinen mag, so macht es Sinn, sie Atemzug für Atemzug und Besenstrich für Besenstrich anzugehen und du wirst sehen: mit jedem Besenstrich wird sie bewältigbarer werden und irgendwann wird es ganz einfach sein und gegebenenfalls sogar Spaß machen und wie von Zauberhand laufen. Eines Tages steht man dann da, am Ende der einst so riesengroßen, meterlangen Straße und kann voller Stolz und Erleichterung feststellen, dass man sie »bezwungen« hat.

Eine wunderschöne, illustrierende Metapher, wie ich finde und auch hier zählt also, dass es niemals darauf ankommt, wie schnell man vorankommt.

Es geht lediglich darum, dass man nicht auf der Stelle stehen bleibt, sondern immer weitergeht und somit Schritt für Schritt seinem großen Ziel ein Stückchen näher kommt.

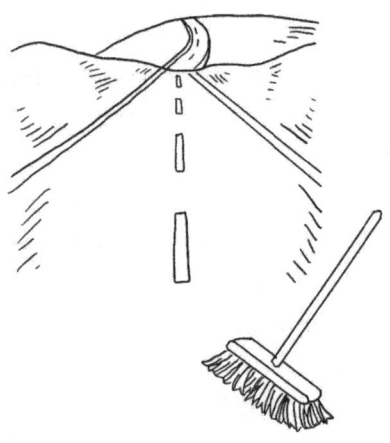

─∞∞ ♡ ∞∞─

>> Nur, weil die Schildkröte langsamer ist,
als alle anderen, heißt das nicht,

dass sie nicht am Ziel ankommt. <<

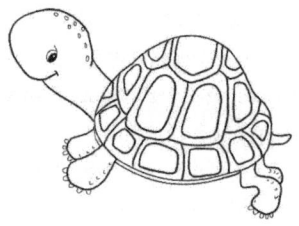

Leben

Leben, lieben, lachen
und jeden Tag was Neues
machen.
Sich täglich über die kleinen
Dinge freuen
und am Ende nichts davon bereuen.
Denn wir haben nunmal nur dieses eine
Leben
und ich denke dafür sollten wir alles
geben.
Mit dem Herzen voraus und dem Verstand im
Gepäck,
hat jede Etappe der eigenen Reise am Ende
einen eigenen Zweck.
Der ist zwar manchmal vielleicht zunächst
fern und nicht ersichtbar, aber für den
Kern der eigenen Persönlichkeit am Ende
dennoch unverzichtbar.
Also lebe hier und jetzt, genieße jeden
Moment, denn glaub mir, dieses Leben ist
wahrhaftig ein Geschenk.

Kapitel 12

Irgendwas, das bleibt

Psychisch wurde es zwischendrin langsam immer mal wieder besser und ich fing an, dem Schicksal mehr und mehr zu vertrauen, wohin mich meine Reise führt. Eigentlich bin ich ein Mensch, der immer einen Plan braucht und am liebsten alles von vorne bis hinten durchgeplant und organisiert hat. Doch ich denke von diesem Wunsch und dieser Vorstellung muss ich mich endgültig verabschieden. Es gibt einfach Dinge im Leben, die man nicht planen kann und die einem auch niemand voraussagen kann. Das ist zwar im ersten Moment vielleicht manchmal frustrierend und schwer zu handhaben, aber sind wir doch mal ehrlich: vielleicht ist das auch gar nicht so verkehrt. Manche Dinge möchte oder sollte man vorher vielleicht auch gar nicht wissen, sondern stattdessen ruhig bleiben, atmen, und vertrauen was passieren wird. Naja, wobei selbst das Atmen bei mir ja nicht mal mit einer Einfachheit behaftet und ohne Anstrengungen verbunden ist. Denn noch immer wieder, teilweise gar schlimmer als je zuvor, ist da dieses einnehmende, allmächtige

Gefühl zu ersticken. So richtig ersticken. Nicht nur mit Worten dahingesagt. Hattest du schon mal das Gefühl zu ersticken, weil die Luft zum Atmen immer knapper wurde? Das Gefühl, dass sich ein Seil um deine Kehle schnürt und es immer enger zugezogen wird, während du in Panik, in Todesangst verfällst, dich dagegen versuchst zu wehren und hektisch nach Luft ringst, aber keine bis in deine Lungenflügel vordringen kann? Während du am Monitor, der neben dir in allen Farben beängstigend laut blinkt und Alarm schlägt, immer niedriger werdende Sauerstoffwerte mit ansehen musst? Erst 80%, dann 72, 64, 55, 46 und du fragst dich einfach nur, warum du bei diesen Werten überhaupt noch bei Bewusstsein bist und diese Qualen mitbekommen musst...fragst dich, warum du, obwohl du bereits auf einer Intensivstation liegst, das Gefühl haben musst am lebendigen Leib zu ersticken und die Ärzte dir trotz riesigen Sauerstoffflaschen nicht die nötige Luft zuführen können!? Ich wünschte ich könnte jetzt sagen, dass sich irgendwann etwas wie Resignation breitmacht und man sich seinem Schicksal und der Situation fügt. Sich fügen heißt für mich in dem Fall aber, dass ich jeden Ausgang entgegennehmen würde, ganz gleich wie er auch sei. Würde ich das Bewusstsein verlieren und diese Hölle nicht durchleiden müssen, wäre das vielleicht auch der Fall, doch ist die Angst zu groß, solche Erlebnisse noch einmal durchlaufen zu müssen und sie wieder zu überleben. Zu überleben, mit den zurückbleibenden Bildern und Sequenzen im Kopf, die nicht mit einer wieder steigenden Sauerstoffsättigung an Intensität verlieren. Alle, die diese Angst jetzt relativieren und mir zusprechen wollen, bitte ich, dies zu unterlassen. Denn ja, meine Ängste sind berechtigt. Nicht nur einmal kam es zu genau so einer Situation und es kann jederzeit wieder dazu kommen, auch wenn meine Werte vielleicht für einen Augenblick halbwegs stabil sein mögen. All das ist immer nur eine temporäre Momentaufnahme, die nicht währt und von Beständigkeit ist. Und niemand, der es nicht schon selbst erlebt hat, hat das Recht, mein Befinden und meine Erlebnisse zu relativieren und kleinzureden. Die Grenze zwischen: »Ich würde lieber sterben, als das nochmal zu ertragen« und »Aber ich weiß, ich könnte es nochmal schaffen und überstehen«, ist immer wieder ein fließender Übergang, der Hand in Hand miteinander geht. Denn genau diese Grenze verschwimmt immer wieder ineinander und mündet schlussendlich in einem großen Fragezeichen, vor einer Kreuzung, die genau diese zwei Optionen als Wegmündungen hat. Immer wenn ich denke, ich habe mich für einen Weg sicher entschieden, offenbart sich meine innere Unentschlossenheit und Angst, die mich dazu veranlassen, meistens doch nochmal umzudrehen und doch den anderen Weg zu wählen. Den anderen Weg, den ich doch eigentlich nie wieder gehen wollte. Ja, vielleicht mag es nach außen hin so wirken, als würde ich mir selbst widersprechen und nicht wissen, was ich will und ja, vielleicht tue ich das auch, aber es geht hier schließlich auch um endgültige, schwerwiegende Entscheidungen und nicht darum, ob ich morgen das geblümte oder das gepunktete Kleid anziehe. So viele Pro- und Kontra- beziehungsweise Für- und Wider-Listen habe ich bereits Tag und Nacht versucht mit Argumenten jeglicher Art zu füllen; habe andere Leute, die mir wichtig sind, nach ihrem Rat gefragt, was sie in meiner Situation tun würden, und und und…und doch ist letztendlich wohl das einzig Richtige, auf sein Herz zu hören und seinem Gefühl, seiner Intuition zu folgen. Es gibt kein richtig und kein falsch und nicht jeder würde in derselben Situation gleich handeln und nicht jeder wird die eigene Entscheidung nachvollziehen können. Aber das ist auch absolut okay, denke ich. Nicht jeder muss es nachvollziehen können, solange man selber, als betroffene Person, damit im

Reinen und sich seiner Sache sicher ist. Denn man ist doch letztendlich niemandem, außer sich selbst, eine Rechenschaft schuldig. Alles wird vielleicht irgendwie so kommen, wie es kommen soll, auch wenn man das manchmal nicht nachvollziehen kann und da braucht es auch nicht immer zwangsläufig einen ultimativen Plan, der der Retter in der Not sein soll. Manchmal ist weniger mehr und Vertrauen, Glaube und Hoffnung können oftmals mehr bewegen, als sämtliche Pläne dieser Welt. Das habe ich schließlich selbst schon am eigenen Leibe erfahren. Denn meistens sind die unerwarteten Dinge doch letztendlich die schönsten und wertvollsten, die uns widerfahren, auch wenn sich das vorher nicht im Ansatz erahnen lässt.

Auch der Hund der Autobahnraststätte hätte wohl nie erahnen können, welches Glück ihm einst noch widerfährt. Doch er ist ruhig geblieben, hegte seine Hoffnung und hat vertraut, in das, was sein wird. Zurecht. Denn er wurde mit dem größten Glück belohnt, das er mehr als verdient hatte. Und doch möchte ich es nicht so hinstellen, als gäbe es nur diese »Wunder des Lebens«, in denen wie im Film alles plötzlich noch ein Happy End nimmt und alle glücklich, gesund und zufrieden sind, nach einem vorausgegangenen Schicksalsschlag. Denn das ist schlichtweg nicht, zumindest nicht immer, die Realität und so viel Ehrlichkeit muss man sich selbst auch eingestehen. Man darf hoffen und man darf träumen, keine Frage, aber sollte man dabei den Sinn für die Realität dennoch nicht ganz verlieren. Allein schon, um sich selbst vor titanischen Enttäuschungen zu bewahren und nicht von der wahrhaftigen Realität von jetzt auf gleich eingeholt zu werden, sodass man regungslos am Boden liegen bleibt und plötzlich gar nichts mehr geht. Übermut tut keinem gut und doch ist eine gesunde Portion Optimismus auch in den aussichtslosesten Lagen vielleicht gar nicht unbedingt verkehrt. Doch trotz dieses vermeintlichen und latenten Optimismus, den auch ich immer wieder versuche an den Tag zu legen und in Wahrheit mehr Schein als Sein ist, wurde auch ich immer wieder von der Realität eingeholt. Denn mein Körper eröffnete mir mal wieder eine Baustelle nach der nächsten und es ist alles andere als einfach, darin nicht den Glauben und die Hoffnung zu verlieren und wird auch mit der Zeit und Latte an Wiederholungsereignissen nicht einfacher, wie andere gerne und schnell denken mögen.

Während ich versuchte die Zügel zum Großteil abzugeben, machten die Ärzte mir nach der Reihe immer mehr klar, dass auch sie am Ende mit ihrem Latein sind -und das natürlich nicht erst seit gestern- und die Möglichkeiten schlichtweg ins Leere laufen. Das war zwar irgendwie alles nichts Neues und habe ich auch nicht zum ersten Mal zu hören bekommen und doch tut es jedes Mal aufs Neue ein Stück weit weh, solche Worte ins Gesicht gesagt zu bekommen, während man dem gegenüber steht und mit jedem ausgesprochenen Wort, innerlich mehr und mehr verstummt.

Besonders die Situation mit meiner Lunge sei besorgniserregend. Nach weiteren, erneuten Untersuchungen, die neue Auffälligkeiten und Verschlechterungen, im Vergleich zu den Vorbefunden zeigten, wollte mir die Ärztin der Intensivstation erklären, was diese konkret zu bedeuten haben und was nun das weitere Vorgehen wäre. Doch noch während sie den ersten Satz begann, schlief ich einfach ein. Sie sagte zwar noch mehrmals zu mir, ich solle wachbleiben und fuhr unaufhaltsam mit ihrer Erklärung fort, doch bekam ich davon längst nichts mehr bewusst mit. Mein Körper war noch immer so unglaublich müde und ausgelaugt. Mein Körper sowie mein Geist waren endlos erschöpft. Es grenzte an ein Wunder, dass beide Einheiten bis hierhin überhaupt durchgehalten haben.

Monate ohne Schlaf, Monate voller unerträglicher Schmerzen, hohem Fieber, Atemnot, Sauerstoffmangel, unzähligen Medikamenten, Narkosen, Infusionen, etwaigen Torturen, schwersten Eingriffen, zahlreichen Sturzereignissen mit darausfolgenden Knochenbrüchen, Hiobsbotschaften, traumatischen Ereignissen, Angst, Verzweiflung, Panik und so so vielem mehr. Jede noch so kleine Hoffnung, jeder positive Gedanke, wurde direkt wieder durch eine neue Hiobsbotschaft erloschen und hat einem gleichsam ein Stück weit den Verstand geraubt. Immer mehr und mehr und doch in großen Wellen, die einen plötzlich überflutet haben, bevor man sich ans Ufer retten konnte.

All das ging auch an mir nicht spurlos vorbei und können sich Außenstehende wahrscheinlich nicht mal im Geringsten vorstellen. Ja, die körperlichen Narben sind offensichtlich, aber was fast noch viel »wichtiger« und gravierender ist, sind die Narben auf meiner Seele, die ebenso Resultat dieser endlosen Achterbahnfahrt sind. Sie sind zwar von außen vielleicht nicht sichtbar, aber ich trage sie ebenso jede Sekunde mit mir herum und sie sind schwer wie Blei und eingebrannt bis in meine Knochen. Heißt sie werden auch nicht einfach so verschwinden und für immer ein Teil von mir bleiben. Denn ja, man kann zwar Dinge verarbeiten und akzeptieren, aber man kann sie niemals vergessen und genauso wie Narben auf der Haut eines Tages verblassen (zumindest sofern sie nicht immer wieder aufgeschnitten werden), so verblassen irgendwann auch die Narben auf der Seele, wenn sie nicht mehr angefasst und nicht mehr aufgerissen werden und auch sie prägen mich immens und machen mich mitunter zu dem Menschen, der ich heute bin. Ganz gleich, ob ich das will oder nicht. Und das ist auch ein Stück weit gut so. Aber die Angst zu ersticken, wird beispielsweise nie erloschen werden, da sie immer -berechtigterweise- mitschwingen wird und mich jederzeit erneut einnehmen kann. Das Wissen darum, macht den Umgang zwar nicht unbedingt leichter und doch ist es durchaus signifikant, sich seiner Ängste und Sorgen bewusst zu werden und diesen auch Raum zu geben.

Am Anfang konnte ich meine körperlichen Narben nicht mal ansehen. Ich habe den Anblick einfach nicht ertragen und habe mich zutiefst dafür geschämt und wollte sie verdecken. Doch heute weiß ich, dass sie Ausdruck für all meine gewonnenen Kämpfe sind und ich bin stolz auf jede einzelne. Ich werde mich dafür nicht mehr verstecken und ewig dankbar sein, dieses Tattoo, gezeichnet vom Leben, auf meiner Haut tragen zu dürfen.

Nun muss ich allerdings erstmal Stück für Stück lernen, meinem Körper und mir selbst, genauso wie meinem Schicksal, wieder mehr zu vertrauen. Dieses Vertrauen ist die letzten Jahre immer mehr geschwunden, denn mein eigener Körper hat sich, wie ich es in den letzten Kapiteln bereits antizipiert habe, immer und immer wieder gegen mich gestellt und willkürlich gemacht, was er wollte. Ohne Rücksicht auf Verluste. Ohne Rücksicht auf mich. »Der Feind in meinem Körper«, der letztendlich mein ganzer Körper selbst war. Dementsprechend konnte ich nicht auf mich, auf mein Gefühl und auf meine eigentlichen Stärken vertrauen. Dieses eigentlich so elementare Vertrauen, war von jetzt auf gleich gebrochen und wird wahrscheinlich auch nie wieder zu hundert Prozent zurückkommen. Dafür ist einfach zu viel passiert und mein Körper und ich sind zu verfeindet; mein Körper kaputter und unberechenbarer, denn je zuvor. Dennoch weiß ich, dass ich eine noch so kleine Portion Vertrauen auch benötige, damit es besser werden kann. Ich muss lernen, mir selbst zuzutrauen, dass ich mich beispielsweise hinsetzen kann, ohne direkt bewusstlos zu werden. Ob es sich dann letztendlich bewahrheitet oder nicht, sei mal sekundär. Doch heißt Vertrauen natürlich auch nicht gleich waghalsig und übermütig zu werden.

Keineswegs. Ich denke es ist zunächst gar nicht so einfach ein gesundes Mittelmaß zu finden zwischen Herausforderung und Überforderung und doch so wichtig, um sich selbst voranzubringen. Auf Dauer zumindest. Also sind wohl auch hier Selbstreflexion und Geduld, ebenso wie die Parole »Step by step« der Weg zum Ziel.

Kapitel 13

Was, wenn es kein Morgen gibt?

Nach Aussagen der Ärzte, aber auch nach meinem subjektiven Instinkt und inneren Bauchgefühl sowie nach normalem rationalem Denken, wurde mir einmal mehr klar, dass mir niemand sagen kann, wie meine Zukunft aussieht und ob das Leben überhaupt noch eine lebenswerte Zukunft für mich bereithält. Genauso wie mir keiner sagen kann, wie lange dieser Weg noch geht. Vielleicht nur noch Tage oder Wochen, vielleicht aber gar noch Monate oder viele Jahre. Keiner weiß es und das ist vielleicht auch gut so, auch wenn ich es vielleicht ein großes Stück weit selbst in der Hand habe und mit meinem Willen vorausgeht. Ich will es aber eigentlich gar nicht mehr wissen. Denn der ständige Gedanke an den Tod, hat mich monatelang kaputt gemacht. Die ständige Angst, dass heute vielleicht die letzte Chance ist, dies und jenes nochmal zu tun oder zu sagen und ich morgen wohlmöglich gar nicht mehr bin. Das möchte ich so nicht weiter durch meinen Tag transportieren. Das raubt einem jeglichen restlichen Lebensmut und alle übrigen Kräfte, die man für viel wichtigere Dinge gebrauchen könnte.

Doch sehen wir es mal so: wäre es nach der Prognose der Ärzte damals gegangen (und das nicht nur einmal), so wäre ich nun schon lange nicht mehr hier und letztendlich ist doch jeder Tag irgendwo ein Geschenk, auch wenn ich das selbst in den letzten Monaten und Jahren oftmals so nicht wahrnehmen konnte, weil Leid und Schmerz schlichtweg überwogen haben. Dennoch habe ich nicht vergessen, dass das Leben unglaublich schön sein kann und ich denke am Ende eines jeden Tages ist nur wichtig, dass es einen noch so kleinen Augenblick gab, der einen lächeln ließ. Und auch, wenn alles gegen einen zu sein scheint und Ärzte Aussagen in vermeintlicher Sicherheit oder Gewissheit treffen, so wird doch immer wieder deutlich, dass es eben -bei allem Respekt- keine »Götter in weiß« sind, sondern auch sie sich irren können und manchmal Hoffnung und Glaube entgegen aller Erwartungen so stark und tragfähig sind, dass sie regelrecht Berge versetzen können. Und manchmal gibt es durchaus Wunder. Kleine und große. Man muss nur ganz fest an sie glauben und dann können sie auch den eigenen Weg in all seiner Finsternis erleuchten und wieder neue

Hoffnung schenken, wo einst kein Fünkchen mehr war. Niemand weiß was morgen ist und theoretisch könnte es für uns alle kein Morgen geben. Wer weiß das schon. Keiner kann einem sagen, wann genau es Zeit ist zu gehen und diese »Schule« der Erde zu verlassen. Ein einziger Unfall oder »Zwischenfall« reicht aus, um selbst das Ende eines vorher kerngesunden Menschen zu besiegeln und den letzten Korn seiner Sanduhr in hundertfacher Geschwindigkeit durch die mittlere Durchlaufpassage zu befördern. Aber unser zweites Leben beginnt überhaupt erst so richtig, sobald wir begreifen, dass wir nur dieses eine haben und ich denke es geht am Ende des Tages auch gar nicht wirklich darum, dem Leben mehr Tage zu geben, sondern vielmehr den Tagen mehr Leben. Und allein das Bewusstsein über all diese Gegebenheiten und die eigentlichen Schätze des Lebens, bringt einen jenen Menschen auf einen ziemlich guten Weg, dem Leben, mit all seinen Facetten, so gut gewappnet wie möglich und mit offenen Augen zu begegnen und in der Fülle der Gegebenheiten, die kleinen, wirklich wertvollen Dinge und Momente zu schätzen zu wissen beziehungsweise zu lernen. Jeden Tag ein Stückchen mehr.

Sein statt tun

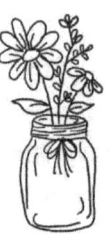

Wieso wollen wir eigentlich in jedem Moment etwas machen, tun oder unternehmen? Warum können wir stattdessen nicht einfach mal uns selber und dem Moment für sich Achtung schenken? Warum können wir nicht einfach mal nur sein? Warum müssen wir immer mit den Gedanken schon bei etwas Anderem sein?

Wie wäre es, beim im Stau stehen nicht schon an die Arbeit zu denken, die einem gleich bevorsteht oder beim Warten auf das fertige Essen, was man danach noch alles erledigen muss?

>> Es gibt nur zwei Tage im Jahr,
an denen man nichts tun kann.

Der eine ist Gestern, der andere Morgen.

Dies bedeutet, dass heute der richtige
Tag zum Lieben, Glauben und in erster
Linie zum Leben ist.<<

(- Dalai Lama)

Regen

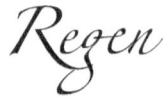
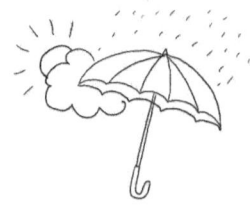

Sag, wann hört der Regen auf?
Und wann nimmt das Leben weiter seinen
Lauf?
Wie oft muss ich noch zu Boden fallen und
auf den Knien nach Erbarmung flehen?
Ich kann vor lauter Nebel schon den
Himmel gar nicht mehr klar sehen.
Überall nur Schatten und Rauch, Leere und
Verdruss;
Nun sag doch: Wann komm endlich auch ich
wieder in den Genuss
von Glück, Liebe und Leben,
was um alles in der Welt soll ich denn
noch geben?
Wie im Märchen Sternentaler soll es Gold
und Glück vom Himmel regnen,
dann kann auch ich endlich dem Leben
wieder mit anderen Augen begegnen.
Ja, ich weiß, irgendwie und irgendwo hat
alles angeblich seinen Sinn,
also nehme ich das alles schweren Herzens
und mit einem weinenden Auge erstmal so
hin,
aber hoffen, hoffen darf ich nichtsdestotrotz mit jedem Tropfen, der vom Himmel
fällt,

denn auch, wenn ich mal wieder glaube,
dass mich hier nichts mehr hält, so habe
ich mich doch so oft schon immer wieder
selbst auf die Beine gestellt.
Und dann gibt es da noch so viele
Menschen, die mir in der Flut meines
Regens immer wieder einen Schirm borgen
und genau sie nehmen mir damit einen
großen Teil meiner Sorgen.
Ja, der Regen ist zwar noch lange nicht
vorbei,
aber offensichtlich bin ich trotzdem
immer noch dabei
und ich werde weiter nach dem Glück und
der Sonne jagen, ganz egal was alle
anderen sagen.
Ich werde warten, bis der Regen sich
verzieht
und man stattdessen nur noch einen
strahlenden Regenbogen ersieht.
Er steht für Hoffnung, Glück und Glauben,
ich bin sicher; eines Tages sehe ich ihn
mit eigenen Augen.

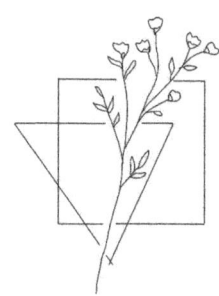

Kapitel 14

Zwischen Himmelszelt & Hoffnungsschimmer

Während jedem rational denkenden Menschen nun eine Gedankenphrase wie »Es muss doch jetzt bei dir endlich mal besser werden, das kann doch alles gar nicht sein« in den Sinn kommen würde und diese auch fester Bestandteil meiner Gedankenflut war, zeigte das Schicksal aus unbekanntlichen Gründen mal wieder, dass es - in meinem Fall zumindest- offensichtlich vergessen oder nicht im Deutschunterricht aufgepasst hat, wie man ein Märchen schreibt. Denn statt dem lang ersehnten Happy End, auf das auch in Märchen alle immer sehnsüchtig hinfiebern, sah alles weiterhin mehr nach einem Schiffbruch aus, das bereits zum Teil in den Tiefen des Ozeans eingesunken war, aber letztendlich eigentlich ganz den Grund begrüßen sollte. Zumindest sofern es keiner weiter über Wasser hält. Jeden Tag passierten so viele Dinge. So viele Eingriffe, Untersuchungen, Medikamente.

Einfach zu viel.

Zu viel von allem.

Zu viel für mich.

Wieder mal…und wieder mal habe ich mich schon fast schlecht gefühlt, das überhaupt noch jemandem zu erzählen und mein Leid irgendwo partiell abzuladen, da es ja wieder nur »bad vibes« verteilt. Doch zwischen all den Hiobsbotschaften und dem anhaltenden Pechregen, sollte sich endlich auch mal ein kleiner Regenbogen der Hoffnung für mich erstrecken, an den ich beinahe schon gar nicht mehr zu glauben vermocht hätte.

Ein Hoffnungsschimmer, für den ich erstmals das Gefühl hatte, dass mein Kampf die letzten Monate und Jahre nicht umsonst war und ich vielleicht doch noch an dem verlassenen Bahnhof, an dem seit Jahrhunderten kein Zug mehr angehalten hat, endlich abgeholt werde. Ein Arzt, der wie ein Engel in Person und ein Segen des Schicksals war. Herr Dr. Söntgen oder wie ich ihn seit Tag eins gerne nannte, »Dr. Hope«, ein herzensguter älterer Mann mit grauem, kahlen Haar, der eigentlich schon pensioniert war, arbeitete nun noch stundenweise an bestimmten Kliniken und befasste sich vor allem mit Patient:innen, die ein sehr komplexes Krankheitsbild aufweisen und von den meisten Mediziner:innen längst aufgegeben wurden. So wurde er glücklicherweise auch zu meinem Fall konsultiert.

Er betrat mein Zimmer und ich hielt bereits sicherheitshalber meine halbe Krankenakte bereit, die mir eine Krankenschwester zuvor flüchtig in die Hand drückte. Er hatte diese vorher natürlich schon grob studiert, wollte aber dennoch mit mir einiges aus dem meterhoher Stapel an Ordnern nochmal Schritt für Schritt durchgehen, um sich ein eigenes Bild der Dinge zu machen.

»Du, ich wollte jetzt hier keine Prüfung oder gar ein zweites Staatsexamen ablegen«, sagte er in einem humorvollen Ton und mit breitem Grinsen. »Die Herzchenpflaster deiner Sonde sind bestimmt extra für mich oder?« fragte er anschließend noch mit lauthalsigem Lachen.

»Na klar, extra nur für Sie und eben noch von der Schwester frisch gemacht«, antworte ich lachend zurück.

Die eigentliche Traurigkeit der Situation und das Eis zwischen uns, waren direkt gebrochen. Es war, als würden wir uns schon ewig kennen und unsere Herzen dieselbe Sprache sprechen.

Ich sollte ihm aus meiner Perspektive schildern, wie es mir gerade mit alldem geht. Körperlich und vor allem aber auch psychisch. Stundenlang saßen wir dort und sprachen über Gott und die Welt. Ja, richtig gehört. Es ging nicht nur um Organe, Blutwerte und die nächsten erschmetternden Befunde. Nein, wir sprachen über Mut, über Hoffnung, über Glauben.

»Schatzi, -wie er mich liebevoll nannte- ich habe noch nie so eine tapfere, kleine Kämpferin wie Dich kennengelernt. Was du bereits alles durch-gemacht und überstanden hast, ist wirklich unfassbar und tut mir im Herzen weh allein nur zu lesen und zu hören. Du bist wirklich unglaublich und kannst so stolz auf dich sein. Ich bin es auf jeden Fall. Ich fühle mich geehrt, so eine tapfere Patientin jetzt meine nennen und Dich begleiten zu dürfen«, entgegnete er mir schließlich.

Kurze Zeit später betrat eine Krankenschwester das Zimmer, um kurz einige der inzwischen leeren Infusionsflaschen auszutauschen. Dr. Hope meinte direkt freudvoll und enthusiastisch, mit lachendem Unterton, zu der Schwester:

»Das ist jetzt meine neue Tochter. Guck mal wie hübsch, intelligent und tapfer sie ist.«

Seine Mischung aus Humor, Empathie und Realitätssinnigkeit war einfach einzigartig.

Sowas habe ich noch nie zuvor erlebt und davon

können sich so viele Ärzte eine Scheibe abschneiden.

»Schatzi, ich bin immer für dich da, ich lass dich nicht alleine, ich verspreche es dir. Wir gehen diesen Weg jetzt gemeinsam, egal wohin er führt. Ich kann dir zwar nicht versprechen, dass du es letztendlich überleben wirst, aber ich kann dir versprechen, dass ich immer für dich da bin und wir so viel Lebenszeit wie möglich für Dich gewinnen werden. Du musst es nur wirklich wollen und ich würde es auch akzeptieren, wenn du sagst, dass du all das nicht mehr willst...

Ich würde mir trotzdem sehr wünschen, dass du bitte nichtsdestotrotz niemals deinen unbändigen Löwenmut verlierst. Du bist so ein tapferes, tolles, intelligentes Mädchen. Du hast schon so unglaublich viel geschafft. Bitte gib jetzt nicht auf, okay? Ich bin da. Komme was wolle«, so sagte er.

Dr. Hope hatte mein Vertrauen von der ersten Sekunde an. Die Verbindung zwischen uns war magisch.

Er saß mir gegenüber und ich fühlte mich, als hätte ich die ganzen letzten Jahre auf genau diesen Arzt gewartet. Als hätte der liebe Gott ihn mir geschickt. Tränen entronnen unaufhaltsam meinen Augen und strichen mir über die Wangen, weil ich noch immer gar nicht glauben konnte, was ich da gerade zu hören bekommen habe. Ich war völlig überwältigt und erfüllt von purer Dankbarkeit. Allein schon die Tatsache, dass er mir zugehört und mich und meine Ängste und Bedenken ernst genommen hat. Er hat mich als Mensch gesehen, nicht einfach nur als eine Patientin oder irgendeine Nummer, in der Symbiose der Massenabfertigung, nach dem Motto »next one, please«. Womit habe diesen herzensguten, empathischen und unglaublich liebevollen Menschen, der zufällig auch noch Arzt- fortan MEIN Arzt- war, nur verdient? Und gleichzeitig wünschte ich mir, ich hätte ihn schon so viel früher kennengelernt.

Trotz all meiner Emotionen versuchte ich ihm, während eine Träne nach der nächsten sich den Weg nach außen bahnte, zu erklären, wie gerührt und dankbar ich bin. Und doch fand ich einfach keine passenden Worte dafür, wie viel mir das alles hier gerade bedeutet hat. Ich wäre am liebsten in Tränen ausgebrochen und hätte meinen Emotionen freien Lauf gelassen, aber dann hätte ich kein einziges Wort mehr rausbekommen und wäre wohlmöglich noch mehr in Erinnerungen an all die schlimmen Ereignisse versunken. Ich hätte niemals mehr gedacht genau solch einen Arzt noch zu finden...und doch. Es gibt sie also...die kleinen, großen Wunder des Lebens. Es mag zwar keine Heilung sein, aber dafür umso mehr ein Segen.

Auch wenn es vielleicht unüblich für eine Arzt-Patient:innen-Beziehung sein mag, umarmten wir uns am Ende des mehrstündigen Gespräches herzlich. Eine Umarmung, die ich so sehr gebraucht hatte und die so viel mit mir machte.

Er verließ nach einem abschließenden High-five, was mehr im sanften, hoffnungsvollen Händehalten endete, den Raum, doch zurück blieben immenser neuer Mut, neue Hoffnung und das erstmalige Gefühl, zur richtigen Zeit am richtigen Ort und auf dem richtigen Weg zu sein. Wenn ich es schaffen kann, dann mit ihm an meiner Seite. Und selbst wenn nicht, könnte ich mir keine bessere Begleitung vorstellen. Keine bessere leitende und schützende Hand, die auf mich aufpasst.

Er ist nicht bloß ein Arzt und ein vermeintlicher Gott in weiß, der die Hochnäsigkeit mit Löffeln gefressen hat. Ganz im Gegenteil. Er ist ein wahrer Held. Und ab jetzt mein persönlicher Held. Diesen Arzt möchte ich niemals wieder hergeben.

Mein Herz hat er jedenfalls von der ersten Sekunde an erobert und das, was er mir allein in diesem einen Gespräch (und ich kann vorab sagen, dass es nicht bei einem dieser Gespräch geblieben ist) mitgegeben hat, wird für ewig währen. Auch, wenn es das Leben selbst vielleicht nicht tut.

Aber manche Dinge und Menschen sind einfach wie ein kostbarer Schatz, den wir stets für immer in uns bewahren und den uns nichts und niemand mehr nehmen kann. Er ist tief in unserem Herzen verankert und unverrückbar.

Ich denke, dass genau das die wahren Schätze des Lebens sind, die mit keinem Geld oder materiellen Gütern der Welt gleichzusetzen sind.

Denn ja, du kannst dir eine Uhr kaufen, aber keine Zeit. Du kannst dir Medikamente kaufen, aber keine Gesundheit. Du kannst dir ein Haus kaufen, aber kein Zuhause. Dasselbe gilt für Liebe, Freundschaft, Zufriedenheit und Glück.

Die schönsten und wichtigsten Dinge im Leben, kann man nämlich mit keinem Geld der Welt bezahlen. Sie sind zwar kostenlos, aber dennoch unbezahlbar. Dem sollte man sich immer wieder bewusst werden.

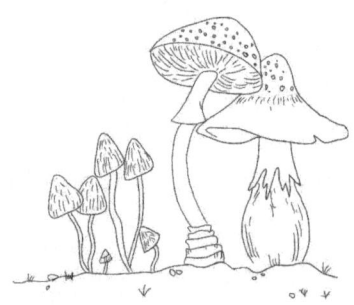

>> Es sind die Begegnungen mit Menschen,
die das Leben lebenswert machen.<<

(-Guy de Maupassant)

Kapitel 15

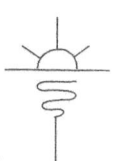

Sonne, Luft und ein Fünkchen Leben

Nach unzähligen Wochen, nein Monaten,

die ich förmlich im Krankenhaus eingesperrt war, kam endlich der Tag der Tage, an dem es mir möglich war, mit Rollstuhl und Sack und Pack auf das Klinikgelände zu gehen. Für die einen ist es selbstverständlich jeden Tag nach draußen gehen und sich frei bewegen zu können, für mich war es in dem Moment das Wertvollste, was ich mir hätte vorstellen können.

Ich wurde mitten im grünlich schimmernden Krankenhauspark platziert. Die Sonnenstrahlen, die durch die Baumkronen einfielen, erwärmten nicht nur mein Gesicht, sondern auch mein Inneres. Ich atmete tief ein und aus und konnte es kaum fassen. Diese Harmonie und Friedlichkeit erfüllten mich. Nichts als Vogelzwitschern brach sie und auf meinen Lippen zeichnete sich ein zartes, aber aussagekräftiges Lächeln. Zum ersten Mal spürte ich wieder etwas Leben. Das Leben, das vorher meilenweit weg war und ich fast vergessen hatte, wie es sich anfühlt. Spürte wieder etwas Hoffnung.

So viel Kraft und Energie in so viel vermeintlicher Simpelheit und Belanglosigkeit.

Vor ein paar Jahren hätte ich niemals auch nur erahnen können, wie kostbar und besonders es ist, frische Luft schnuppern und dem Vogelzwitschern lauschen zu dürfen.

Unzählige Minuten rührte ich mich nicht vom Fleck und hielt einfach nur inne. Die Schmerzen und alles andere waren natürlich trotzdem nicht weg, aber es blieb etwas Raum, um anderen Dingen Aufmerksamkeit und Zuwidmung zu schenken und alles andere für einen Augenblick in sich ruhen zu lassen.

Frühling des Lebens

Die Sonne strahlt,
die Vögel zwitschern froh und munter.
Der Frühling macht irgendwie alles so viel bunter.
Doch in mir tobt noch immer der Orkan des Lebens,
der Orkan der letzten Nacht,
auch wenn mein emsiges Herz durch die kraftspendende
Sonne einen Augenblick lacht.
Mit gesenktem Blick schaue ich mal wieder in die Ferne,
doch sind da diesmal keine prachtvollen Sterne,
nur die Sonne, mit all ihrer innewohnenden Wärme.
Ich stelle mir vor, wie es wäre, würden nicht nur die Blumen,
sondern auch meine Seele wieder blühen
und auch ich könnte wieder einen Funken Lebenslust
versprühen.
Ja, wer weiß, vielleicht ist es eines Tages so weit,
auch wenn gerade schier die ganze Welt dagegen zu sein und
»nein« zu rufen scheint.
Bis dahin behalte ich mir einen Sonnenstrahl tief im Herzen,
um mich immer wieder daran zu erinnern,
zwischen all dem Leid und all den Schmerzen.
Denn…gerade ist der Frühling in mir noch nicht da,
doch ich bin sicher, es wäre dann ganz wunderbar.

Mit nachdenklichem Blick in die Ferne, zogen in meinem Kopf Erinnerungen auf. Erinnerungen an das einst so wunderschöne Leben. Das konträre Leben, das auf der anderen Seite von Schmerz, Leid und Krankheit stand.

Ich sah meine Freunde und mich herumalbern, sah uns in der Gegend herumtanzen, lustige Grimassen für »pinterestreife« Bilder machen, unser von Herzen kommendes Lachen und wie wir einfach den Moment genießen. So wie es damals eben immer wieder war und an die heute nur noch festgefrorene Bilder oder Videoaufnahmen erinnern und mich daran erinnern, dass es je existent war und ich so viel Lebensfreude sowie Leichtigkeit empfinden konnte. Es fühlte sich so nah und doch so weit weg an. Erinnerungen, bei denen ich mich selber immer wieder frage, ob ich sie wirklich je erlebt habe, weil der Albtraum der letzten Jahre alles andere derart eingenommen hatte. Ich glaube ich weiß gar nicht mehr wie man lebt. Ich weiß es nicht. Ich hab es verlernt. Es ist zu lange her. Es ist so fern, das Leben. Das Leben mit seiner Fülle und Kostbarkeit, das es auch zu bieten hat. Ich befand mich die letzten Jahre lediglich im automatisierten »Existenzmodus«, dessen Off-Knopf irgendwie chronisch defekt war. Aber ja, irgendwo tief in mir schlummerte es scheinbar noch...das Leben.

Plötzlich kam eine Frau, die zufällig mit ihrem Hund dort lang lief, auf mich zu und sprach mich unerwarteterweise an:

»Entschuldigung, ich musste dich einfach ansprechen. Ich drücke dir alle Daumen die ich habe und wünsche dir von Herzen nur das Beste«,

entgegnete sie mir, ohne zu wissen was ich überhaupt habe, geschweige denn wer ich bin. Aber das brauchte sie eigentlich auch gar nicht, denn es war offensichtlich dass ich schwerkrank bin. Ich war zunächst etwas perplex und gleichzeitig unglaublich gerührt.

»Vielen lieben Dank, das ist total lieb«,

antwortete ich ihr mit einem verhaltenen Lächeln und zog mit meinem ganzen Gedöns ein Stückchen weiter, langsam wieder zurück in Richtung Haupteingang.

Das mit dem Lächeln ist immer so eine Sache.

Ich lache auf einem Bild oder auch in der Gegenwart anderer für einen noch so kleinen Augenblick. Vermeintlich zumindest. Direkt kommen von allen möglichen Leuten nett gemeinte Aussagen, wie: »Schön, dass es dir endlich besser geht!« oder »Es ist so schön, dass es dir wieder so gut geht!«, aber geht es mir wirklich besser, geschweige denn gut, nur weil ich ein gekünzeltes Lächeln für ein Bild aufsetze oder auch so einen Augenblick »lache«, anstatt zu weinen, wie ich es eigentlich gerne würde? Oder heißt schwer krank sein vielleicht sogar, dass man gar nicht mehr lachen darf, weil man sonst ja vielleicht doch gar nicht so schwer krank ist, wie es doch heißt? Nein, tut es nicht. Keineswegs. Ich setze mir ein affektiertes Lächeln auf, um »dem starken, tapferen Mädchen, das niemals aufgibt«, was alle in mir sehen und bewundern, gerecht zu werden. Um ja keine Schwäche zu zeigen. Um nicht ununterbrochen zu zeigen, wie es wirklich in mir aussieht, wie es mir wirklich geht, körperlich sowie seelisch und um nicht an meinen Tränen zu ersticken. Damit ja keiner merkt, wie kaputt und entkräftet, wie lebensmüde ich bin. Damit ja keiner nachfragt und ich mich und meine Gefühle sowie Gedanken erklären muss. Dann würde ich ja nur »rumjammern«, was sich, wenn man mal ehrlich ist, doch auch keiner dauerhaft anhören will. Dann heißt es am Ende noch:

»Sieh doch nicht alles so schwarz und denk einfach etwas positiv. Das wird, glaub mir!«

Vielleicht kann und will ich aber gerade einfach nicht positiv denken, weil dafür zu viel passiert ist!? Vielleicht will ich gerade nicht wieder mit falschen Hoffnungen vertröstet werden, dass irgendwann alles gut würde und ich nur ganz fest daran glauben müsse. Wann ist denn irgendwann? Bin ich nicht letztendlich diejenige, die bis dahin überhaupt erstmal durchhalten muss, ohne komplett durchzudrehen und daran kaputtzugehen!? Ich weiß, solche Aussagen sind meist nur aufbauend und ermutigend gemeint, aber doch vermitteln sie mir immer wieder das Gefühl, als wäre mein Empfinden nicht berechtigt und ich fühle mich dazu gedrängt, dieses immer weiter zu verdrängen und mir selbst etwas vormachen zu müssen.

Niemand, der nicht meinen steinigen Weg gegangen ist, sollte also diese Position haben. Denn, auch wenn ich sie nach außen vielleicht zum Großteil verberge, meine Tränen und Schmerzen sind da. Sie sind echt und sie haben einen Grund; sie sind berechtigt. Mehr als das.

Ich lasse es mir vielleicht nicht immer anmerken, aber ausnahmslos alles ist anstrengend. Es ist anstrengend zu sitzen. Es ist anstrengend jemandem zuzuhören oder gar selbst zu sprechen. Es ist anstrengend über die Witze seines Gegenübers gekünzelt zu lachen, um sich ja nicht anmerken zu lassen, dass man eigentlich das Gefühl hat gleich bewusstlos vom Stuhl zu fallen und einem eigentlich gar nicht zum Lachen zumute ist. Es ist anstrengend, sich ein Lächeln, vor allem auch für Bilder, aufzusetzen und dafür seine Gesichtsmuskeln anzuspannen, denen gerade nach allem, aber nicht nach Lachen ist, ebenso wie meinem eigentlichen Gemütszustand. Es ist anstrengend zu atmen. Es ist anstrengend einfach nur zu existieren...

Aber ja, ich lächle gerade kurz. Ein Lächeln nimmt einem schließlich jeder ab. Also klar...ich bin wie immer das starke, tapfere Mädchen, das niemals aufgibt, was sonst...

Dasselbe gilt für die Frage »Wie geht es dir?«.

Darauf würde ich am liebsten gar nicht mehr ehrlich antworten und tue ich auch nur noch bei bestimmten Menschen. Sage ich ehrlich wie es mir geht und welcher Berg an Torturen wieder hinter mir liegt, habe ich das Gefühl meinen Gegenüber nur vollzujammern und würde Mitleid haben wollen; könnte nicht positiv denken und würde mich beschweren wollen; würde die andere Person damit nerven. Sage ich aber einfach nur »Es geht mir gut« oder »Es geht schon«, muss ich nicht mit einem schlechten Gewissen aus der Konversation herausgehen, da ich niemanden mit meinem Leid beladen habe. Es steht also mehr oder weniger Ehrlichkeit versus Relativierung und Genugtuung. Das muss man als Außenstehender nicht unbedingt verstehen und ist zum Teil auch einfach ein etablierter, automatisierter -wenn vielleicht auch nicht gerade der taktischste- Schutzmechanismus des menschlichen Körpers beziehungsweise der menschlichen Psyche, aber man sollte sich dennoch immer wieder vor Augen führen, dass alles nur ein Bruchteil des Ganzen, ebenso wie eine Momentaufnahme ist. Nur, weil jemand kurz für ein Foto oder aus Höflichkeit und Nettigkeit oder aber auch einfach aus dem Moment heraus lächelt, heißt das noch lange nicht, dass es einem Menschen gut geht. Genauso muss man aber nicht durchgehend am Weinen sein, um die Berechtigung zu haben, dass es einem schlecht geht. Ganz gleich ob körperlich oder seelisch. Das vergessen leider viele, hab ich das Gefühl.

»Moment, das Mädchen mit dem schönen Lächeln!«, kam die nette Frau mir hinterhergerannt und ich stoppte wieder etwas verwirrt.

»Äh, ja?«, war meine verwunderte Antwort.

»Dein Lächeln ist mir Abstand das Schönste, was ich seit langem gesehen habe und gibt mir gerade total viel Hoffnung und Kraft. Bitte verliere das nie. Es gibt Menschen, die leben von deinem Lächeln. Auch wenn es Fremde sind. Du hast mir gerade unheimlich viel Kraft gegeben.«

Obwohl mir auch hier eigentlich nicht zum Lachen zumute war, war ich, als sowieso sehr nah am Wasser gebauter und äußerst emotional gestimmter Mensch, von den Worten der fremden Frau sichtlich zu Tränen gerührt und wusste gar nicht recht wie ich reagieren sollte. Allein die Tatsache mal wieder mit »normalen Menschen« zu sprechen ist irgendwie total verrückt gewesen. Davor hatte ich monatelang nur noch Ärzte, Schwestern und Reinigungskräfte gesehen. Diese Begegnung hat mir, trotz oder gerade wegen meiner eigentlichen Gemütslage, selber für den Moment unglaublich viel Kraft gegeben und ich bedankte mich unzählige Male.

»Verrätst du mir deinen Namen? Ich möchte heute Abend für dich beten«, sagte sie anschließend noch. Wir verabschiedeten uns und ich wurde wieder auf mein Zimmer gebracht. Doch die Worte der Frau ließen mich noch Stunden danach nicht los und waren der Grund, warum ich am Ende des Tages mit einem sanften Lächeln im Bett lag, aus dem Fenster in die Ferne, in die Lichter der Nacht blickte, und unendliche Dankbarkeit erfuhr. Aber nicht nur Dankbarkeit, sondern auch neue Hoffnung. Mein Blick ins Schwarz der Nacht, welches durch all die kleinen Lichtlein ein wenig gebrochen wurde, verstärkte dieses Befinden. Wie nahezu jeden Abend, blickte ich also wieder aus dem Fenster und sah die vielen kleinen Lichter in der Ferne leuchten. Was für die einen paradox klingen mag, wurde für mich zu einem kleinen Ritual der Hoffnung. Ich kann nicht mal genau sagen wieso, weshalb, warum, aber es gab mir Kraft und irgendwie die Gewissheit, dass das hier nicht die Endstation sein kann. Ja, dass da noch mehr sein muss. Dass ich noch nicht am Ziel bin und trotzdem auf dem richtigen Weg dahin -auch wenn er noch kilometerlang sein mag und ich immer wieder kilometerlange Schritte zurück mache.

Wenn alles verloren scheint und man das Gefühl hat, den Boden unter den Füßen zu verlieren, ist es

umso wichtiger, sich kleine Kraft- und Hoffnungsquellen zu suchen, die einem diese wieder ein
stückweit zurückbringen. Denn wie so oft, sind es
doch letztendlich die kleinen Dinge im Leben, die
im normalen Alltagstrott gar nicht so glänzen wie
sie eigentlich behaftet sind. Doch selbst solche
vermeintlich »banalen« Kleinigkeiten und Begegnungen, können soviel Wert und Wirkung in sich
tragen, was man erst mit der richtigen Perspektive
zu schätzen lernt.

Ist nicht alles im Leben letztendlich eine Frage der
Perspektive? Und doch fällt es manchmal gar
schwer den Blick zu wechseln und Dinge mit
anderen Augen zu betrachten. Die wahren Schätze
des Lebens sind am Ende wohl möglich gar nicht
die schier großen und einst unerreichbaren Dinge,
sondern die vermeintlich klitzekleinen, deren Wert
und Kraft erst in bestimmten Situationen zum
Vorschein kommt. Und genau dann, wenn man
diesen erkennt, kann man mit dem richtigen
Blickwinkel durchs Leben gehen und jedem noch
so kleinen Moment die Achtsamkeit schenken, die
er verdient.

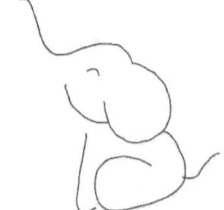

>>Es ist nicht von Bedeutung, ob wir gläubig sind.

Wichtig ist nur, dass wir ein gutes Herz haben. <<

(- Dalai-Lama)

Kapitel 16

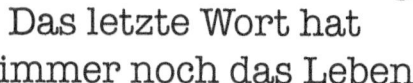

Das letzte Wort hat immer noch das Leben

Und doch bin ich wieder in einem Loch voller Angst, Ungewissheit und Verzweiflung und frage mich, ob der ganze Kampf, all das Leid, all die Qualen der letzten Monate und Jahre wirklich umsonst waren und wann sich meine ganzen Bemühungen denn endlich bezahlt machen. Ob sie sich überhaupt jemals bezahlt machen. Ich komme mir vor wie in einer Warteschleife zwischen Leben und Tod, dessen automatisiertes Band mir nur immer wieder den Satz:

»Dein Leben ist in zehn Minuten wieder verfügbar« entgegnet und doch nach Stunden, Tagen, Wochen und Monaten immer noch den gleichen Satz sagt, ohne dass sich etwas zum Positiven geändert hat oder ich einen Platz in der virtuellen Warteschlange vorgerückt bin, ehe endlich jemand den Hörer auf der anderen Seite der Leitung abhebt. Und statt dass die Wartezeit weniger wird, wird sie immer länger und länger und das Leben rückt dabei in immer weitere Ferne.

Immer wieder hab ich das Gefühl, dass es ein niemals endender und aussichtsloser Kampf ist, den ich auf lange Sicht zwangsläufig nur verlieren kann. Ich begreife nicht, wie viel ein einzelner Mensch immer und immer wieder ertragen muss und erst recht nicht begreife ich mal wieder das Warum.

Ich bin so müde von alldem und kann nicht mehr. Die Ärzte wissen selbst nicht weiter, sind am Ende mit ihrem Latein und ich fühle mich haltlos und verloren. Fühle mich mal wieder auf mich alleine gestellt.

»Draußen« dreht sich die Welt weiter und ich bin noch immer gefangen in meinem eigenen »Leben«, das längst kein Leben mehr ist.

Mein Körper ist am Ende, ebenso mein Geist und meine Seele. Ich verletze unbeabsichtigt teilweise andere Menschen in meinem Umfeld; ich verlange Dinge von ihnen, die vielleicht zu viel verlangt sind; ich sage Dinge, die ich gar nicht so meine und ich handle zum Teil anders, als ich es eigentlich will. Entweder klammere ich mich an alles und jeden und will keine Sekunde alleine sein oder aber ich stoße jeden von mir weg und will von nichts und niemandem mehr etwas hören... Es ist nicht die Schuld meiner Mitmenschen, es ist lediglich der Situation geschuldet. Der Situation, die dafür gesorgt hat, dass ich mich von mir selbst temporär immer wieder entfremdet habe und die in einem intrapersonalen Zwiespalt meiner Selbst gemündet hat. Und ich kann es einfach nicht ändern. So gerne ich es würde. Ich verletze und enttäusche andere, ebenso werde ich, in diesem fortwährenden Teufelskreis der Reziprozität, verletzt und enttäuscht und bleibe am Ende mit geschürter Wut auf mich selbst zurück; denunziere mich; mache mir selbst Vorwürfe; bin über die Krankheit und die Schmerzen hinaus noch verzweifelter als ohnehin schon und empfinde alles als noch sinnloser…

Ich kann von Außenstehenden nicht verlangen, dass sie mir das nötige Verständnis dafür entgegenbringen, ohne jemals selbst Hauptakteur einer solch fragilen Lebenssituation gewesen zu sein und das im Zweifelsfall nicht nur für eine Woche oder einen Monat. Nein, über Monate, über Jahre hinweg. Ohne Aussicht auf Stabilität und Beständigkeit. Immer mit dem Tod, der Nichtigkeit und Niederlage im Rücken. Ohne zu wissen, wann man davon letztendlich gänzlich eingeholt wird und es kein zurück mehr gibt.

Wenn mich heute jemand fragt, wie es sich an fühlt, kurz bevor man quasi stirbt, so ist diese Frage gar nicht so leicht zu beantworten, wie man vielleicht nach all den Geschehnissen annehmen würde. Denn natürlich war mir in nahezu jener

Situation bewusst, wie schlecht mein Zustand ist, wie schlecht es mir geht, wie wenig Kraft ich noch habe und dass das hier wohl möglich nicht gut enden würde usw., aber dennoch dachte ich nicht bewusst jeden Augenblick daran, dass mein Herz jede Sekunde aufhören könnte zu schlagen, zumindest nicht immer, denn das kann es theoretisch jede Sekunde, auch jetzt. Man existiert in dem Moment einfach nur und denkt so viel und doch auch irgendwie nichts. Es ist wie eine tickende Zeitbombe, bei der man wartet, bis sie explodiert. Man selbst mitten drin im Mienenfeld und man kann nur zusehen, abwarten und hoffen sowie zwischenzeitlich dafür beten, nicht auch noch von der Angst bis zur Erstickung eingenommen zu werden. Doch die Angst die Augen zu schließen und nicht mehr aufzuwachen, war besonders in diesen Situationen mein stetiger und unausweichlicher Begleiter. Wobei es vielleicht nicht mal unbedingt die Angst ist, als vielmehr der Respekt und die Furcht der Ungewissheit und Nichtigkeit.

Warteschleife

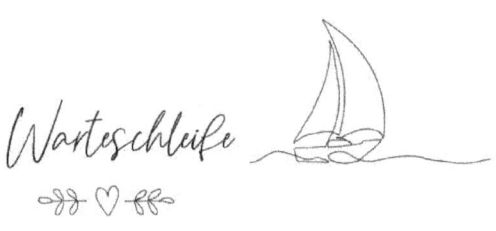

Ich liege hier und warte, warte bis es erträglicher wird,
bis ich wieder atmen kann und die Schmerzen nachlassen.
Doch machmal, manchmal da kann ich es einfach nicht fassen.
Fassen, was aus mir geworden ist und tue deshalb alles und
jenen hassen, während ich eigentlich nur versuche, meiner Wut
freien Lauf zu lassen.
Frage mich wieder was für ein maliziöser Albtraum das hier ist,
sehe nach draußen, halte Ausschau nach Antworten, doch der
Himmel ist weiterhin nur grau und trist.
Ich suche den Regenbogen am Horizont, der doch für Glück
und Hoffnung stehe,
doch ich bezweifle, dass ich überhaupt noch richtig sehe.
Der Schleier der Trauer und des Schmerzes haben mich
eingenommen
und die Angst hat wieder mal gewonnen.
Bekomme die Willkür des »Schicksals« immer wieder zu spüren
und tue mich im selben Atemzug nicht von der Stelle rühren.
Mein Herz ist wie taub
und ich weiß nicht, was es mir noch alles raubt.
Ich wünschte meine Ohren wären es viel mehr,
denn ich fühle mich so unglaublich leer.

Kann diese gesprochenen Worte nicht ertragen
und tue Tag und Nacht an jener Kleinigkeit verzagen.
Ich hab unbändige Angst und fühle mich alleine,
und ganz egal wie laut ich weine,
auf meinem Weg liegen immer mehr und mehr Steine.
Steine, die zu Felsbrocken werden
und ich frage mich immer wieder, muss ich bald wirklich
endgültig sterben?
Sterben, damit ich wieder lachen, wieder lieben und wieder
leben darf,
bevor mich das Leben Tag für Tag weiter bestraft?
Ich weiß es nicht, ich weiß inzwischen gar nichts mehr,
meine Gedanken sind so überladen und doch so leer.
Ich wünschte die Antwort stünde wenigstens im Schwarz der
Nacht,
während der Himmel stattdessen immer weiter auf mich kracht.
Denn meine Welt steht noch immer in Flammen und brennt
lichterloh,
doch sind wir noch immer beim selben aussichtslosen
Status quo…

Erst heute erreichte mich die nächste nieder-
schmetternde Nachricht meines wunderbaren
Arztes:

»Schatzi, du weißt ich sag dir nicht gerne negative
Sachen, aber ich hab dir auch versprochen ehrlich
mit dir zu sein…

Unsere zuletzt versuchte Therapie hat leider auch
nicht wie gewünscht angeschlagen und dein
Zustand wird trotz allem nicht besser, tendenziell
sogar eher noch schlechter. Ständig kommen neue
Baustellen dazu. Jede weitere Operation, ist eine
zusätzliche Belastung und es ist schwierig abzu-
wägen, ob sie mehr nützt, als dass sie dir inzwischen schadet und deinen gesamten Organismus
zusätzlich belastet. Ich will dir jetzt keine Angst
machen, aber ich kann dir gerade leider ehrlicher-
weise nicht sagen wohin die Reise geht. Ich sehe
deine Werte, ich sehe Dich, ich sehe dein Leid und
deine Schmerzen und das ist auch für mich nicht
leicht mit anzusehen, weißt du. Es bricht mir wirklich das Herz. Ich würde so gerne zaubern können,
aber ich bin leider auch nur ein einfacher Arzt und
kein Gott in weiß, so gerne ich dich gesund zaubern würde, aber es geht leider nicht. Du kämpfst
und kämpfst und willst eigentlich endlich dein
Leben leben, ich weiß…und gleichzeitig wünschst
du dir nichts sehnlicher, als dass diese Schmerzen

und Qualen endlich ein Ende haben. Es tut mir so leid, dir das alles sagen zu müssen. Du kämpfst so sehr, ich weiß und es ist so ungerecht. Aber du weißt, wir geben trotzdem nicht auf. Ich gebe dich nicht auf. Ich bin da. Wenn du Fragen hast, weißt du ja wo du mich findest und auch so, habe ich immer ein offenes Ohr für dich, okay? Ich spreche auch nochmal mit den Palliativmedizinern und Schmerztherapeuten, dass sie deine Schmerzen vielleicht doch noch etwas besser in den Griff bekommen und auch nochmal überlegen sollen, wie wir jetzt am besten fortfahren, das wäre ja schon mal etwas, wenn auch ein schwacher Trost, ich weiß«, versuchte er mir mit seiner liebevollen Art auf eine schonende Weise zu bekunden, was den Inhalt der Botschaft leider trotzdem nicht wettmachte. Seine Worte rissen mir gefühlt den Boden unter den Füßen weg. Jeder noch so kleine Hoffnungsschimmer, der sich mir in all dem Leid doch immer wieder auftut, wird jedes Mal aufs Neue von jetzt auf gleich erloschen und ich werde wie so oft einsam und allein in der Finsternis sitzen gelassen. In einer Finsternis der Totenstille und Verzweiflung. Einer Finsternis der Ohnmacht. Ohne zu wissen, ob ich überhaupt noch eine helle Zukunft habe und sich irgendwann Licht am Ende des Tunnels zeigt.

Ich weiß zwar, dass ich nicht alleine bin, aber bin doch letztendlich ich diejenige, die den Kampf verlieren würde. Nicht mein Arzt, nicht meine Freunde und auch nicht meine Eltern. Ich ganz allein. Ganz gleich wie viele Herzensmenschen- ob von nah oder fern- mit mir zusammen kämpfen. Wieder sind all meine vermeintlichen »Wissensschätze« und Weisheiten, die ich durch meine Erkrankungen die letzten Jahre über dankend lernen durfte, von jetzt auf gleich ganz weit weg und ich würde am liebsten den Kopf in den Sand setzen und auf Pause drücken.

Alle Formeln in meinem Kopf, die sonst zwar immer nur eine uneindeutige, seltsame und vielleicht auch nicht richtige Lösung ergeben haben, führen dieses Mal, wenn überhaupt, zu einem restriktiven Rechenweg und enden bilanzierend, also unter dem Strich, unausweichlich mit L = { }; also einer leeren Lösungsmenge und in dem Fall nur weiteren Fragezeichen in meinem Kopf. Und das, obwohl Mathe eigentlich total mein Ding ist. Zumindest wenn es um Analysis oder lineare Algebra oder sowas geht. Es gibt nur richtig oder falsch. Nichts dazwischen. Das mag ich. Man weiß immer woran man ist. Hat man das Prinzip einmal verstanden, ist es kinderleicht. Schade nur, dass sich diese Devise nicht auf das Leben transferieren lässt. Denn manchmal gibt es im Leben für bestimmte Dinge wohl einfach keine Lösung und dennoch würde jeder einen anderen Rechenweg wählen, um sich zumindest einem möglichen Ergebnis anzunähern.

Wieder einmal wird es still um mich.

Nicht nur um mich herum, auch in mir drin, und doch tobt zugleich ein unbändiger Sturm in mir. Es tobt und braust, wie meterhohe Wellen, die in die Brandung krachen. Wenn mich die Sintflut meines Lebens mal wieder komplett überrollt, ziehe ich mich meist von allem und jenem zurück und möchte abtauchen. Möchte am liebsten nichts mehr hören, nichts mehr sehen, nichts mehr fühlen. Und doch will ich eigentlich auch, dass jemand da ist, der mir zuhört, der mir zuspricht oder eben auch einfach nur als Person da ist und mir die Einsamkeit nimmt. Manchmal begreife ich selbst nicht, wie paradox und widersprüchlich Gedanken in sich selbst doch sein können und verstehe mich selbst nicht mehr. Da wären wir wieder bei dem Punkt, wie oft ich das Gefühl habe, wie ausgewechselt und gar nicht Herr meiner Selbst zu sein. Es ist erschreckend zu sehen, was bestimmte Lebenslagen oder Situationen, aber auch Medikamente mit einem Menschen machen können. Sowohl psychisch, als auch charakterlich und äußerlich. Grundsätzlich sowohl positiv, als auch negativ.

In meinem Fall die Krankheit, verändert einen.

Die Krankheit verändert Freundschaften.

Sie verändert das Umfeld. Sie verändert alles.

Es gibt nichts, das von ihr unberührt bleibt und ganz gleich, welche positive Grundhaltung man vielleicht auch an den Tag legen mag, so unvermeidlich ist es am Ende des Tages doch, dass es auch immer wieder Momente geben wird, wo Ohnmacht und Verzweiflung am Ende dessen stehen. Allein schon die unbändigen Schmerzen reichen aus, um mich in ein Loch der Verzweiflung zu treiben. Ich würde so gerne mal wieder erfahren, wie es ist, ein paar Minuten keine Schmerzen zu haben...

»Messer rein. Messer raus. Und direkt wieder rein. Immer wieder. Zwischendrin reißt noch jemand meinen Brustkorb mit beiden Händen auf und spannt ihn mit aller Muskelkraft weit auseinander, während ein LKW hindurch und über alles drüber fährt, alles niedermetzelt und der Fahrer ein Feuer in meinem Thorax entfacht. Wie in einem ausgetrockneten Wald geht das Feuer auf umliegende Bäume über und breitet sich letztendlich in meinem ganzen Körper aus. Rauchmelder gibt es nicht und das Feuer lässt alles lichterloh brennen.

Die Schmerzrezeptoren sind alle längst in Alarm-bereitschaft. Spezielle »Nozizeptoren«, das sind freie Nervenendigungen, also sozusagen speziali-sierte Nervenzellen, die sich im ganzen Körper befinden, senden bei Verletzungen oder anderer Schädigungen des Körpers, Signale über das Rückenmark ans Gehirn, wo die Erregung verar-beitet und schlussendlich als Schmerz gedeutet und damit wahrgenommen wird. Grundsätzlich ein wichtiger Schutzmechanismus des Körpers und doch verfluche ich diesen körpereigenen Mechanismus immer wieder, der mir das Leben zur Hölle macht.

Manchmal gibt es Stichflammen und kleine Explo-sionen, die dann den Schmerz nochmal gipfeln (sogenannte »Schmerzexazerbationen«) und alles zerstören, was noch zu zerstören ist und mir jeglichen Sinn für Rationalität nehmen.

Alles tut weh.

Alles brennt.

Alles geht in Flammen auf.

Ich brenne.

Ich gehe in Flammen auf.

Innerlich zumindest.«

So fühlt sich der permanente Schmerz ungefähr an, wenn man ihn grob beschreiben müsste…

Schmerzschema

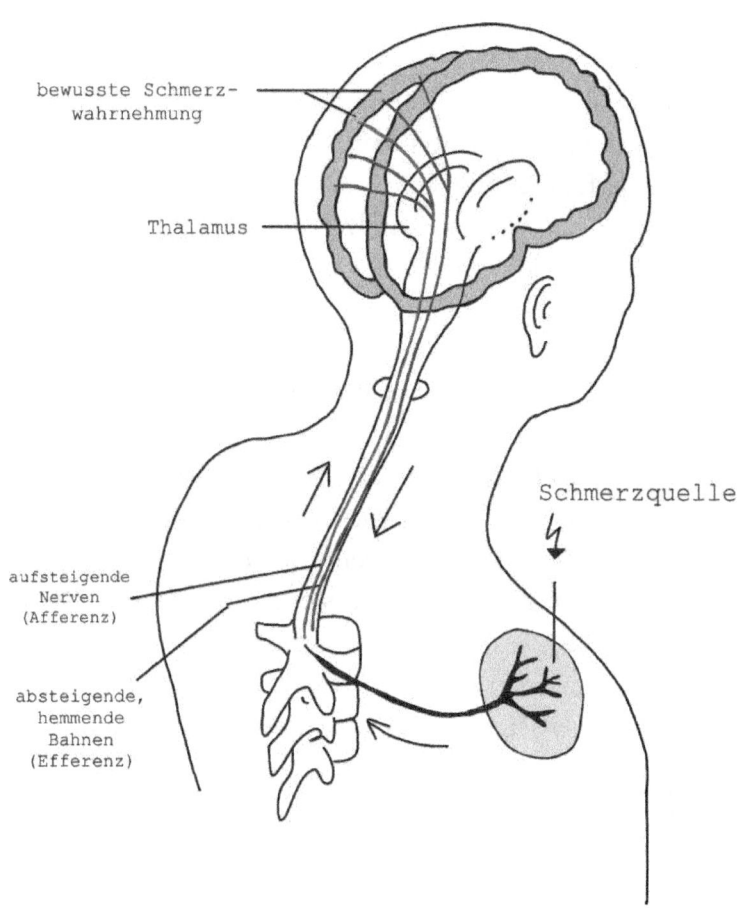

bewusste Schmerz-
wahrnehmung

Thalamus

Schmerzquelle

aufsteigende
Nerven
(Afferenz)

absteigende,
hemmende
Bahnen
(Efferenz)

So ungefähr kann man sich die Theorie exemplarisch vorstellen. So wurde es mir zumindest von meinem Schmerztherapeuten erklärt und mir persönlich hilft es ein wenig, die theoretische, wissenschaftliche Basis davon zu verstehen, auch wenn es den Schmerz selber natürlich bei Weitem nicht wettmacht. Umso schockierender, wie sich der Schmerz auf den gesamten Körper auswirken kann. Jeder hat schon mal Schmerzen am eigenen Leib erfahren. Der eine stärkere, der andere vielleicht Gott sei Dank nur weniger starke und doch kann man sich glaub ich in allen Fällen vorstellen, was es für eine Belastung und Anspannung für den gesamten Körper ist, durchgängig unter stärksten Schmerzen zu stehen. So starke Schmerzen, dass man davon teilweise sogar bewusstlos wird und einfach nur noch nach Erlösung bettelt. Jeden Tag werde ich hier im Krankenhaus mehrmals gefragt, wie stark meine Schmerzen auf einer Skala von eins bis zehn sind, wenn zehn das stärkste ist, was man sich vorstellen kann. Wenn eine Zehn dann als Antwort schon nicht mehr ausreicht, weiß man, dass am Ende des Schmerzes immer der sehnliche Wunsch nach Erlösung steht. In welche Richtung auch immer...

Tja und jetzt sitze ich hier und betrachte den EKG-Monitor neben mir, der meinen Herzschlag aufzeichnet. Die nach oben und nach unten gehenden Zacken und mir wird bewusst, dass sie eigentlich den Lauf des Lebens eins zu eins widerspiegeln. Hier der Herzschlag eines lebendigen Menschen:

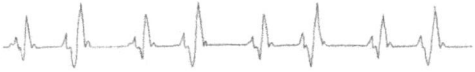

Und jetzt der eines toten Menschen:

Ich glaube es wird deutlich was ich damit sagen will:

Es gibt im Leben immer Höhen und Tiefen.

Wäre das nicht der Fall, sollten wir uns erst wahrhaftig Gedanken machen, ob wir nicht vielleicht gar schon tot sind. Es ist der Lauf des Lebens, ein Auf und Ab zu sein. Manche haben mehr »Ups«, andere wiederum mehr »Downs«. Aber genau diese Höhen und Tiefen sind der beste Beweis dafür, dass wir noch am Leben sind. Das heißt natürlich nicht, dass sämtliche Gefühle der Verzweiflung, der Furcht, der Hoffnungslosigkeit, der Wut und noch so viele mehr, weniger berechtigt sind. Im Gegenteil. Sie gehören genauso zu genau diesen Höhen und Tiefen und sind nahezu fester und damit auch legitimer Bestandteil dessen. Umso wichtiger ist es, genau diese Gefühle zuzulassen und ihnen Luft und Raum zu geben, anstatt sie wortlos hinunterzuschlucken. Es ist okay, zu weinen. Es ist okay, traurig zu sein und alles schwarz zu sehen. Es ist okay, zu fluchen. Es ist okay, zu schreien. Es ist okay, zu schweigen. Es ist okay, nicht okay zu sein und das auch zu zeigen. Man muss anderen und aber in erster Linie sich selbst nichts vormachen. Es ist verdammt nochmal okay. Sogar mehr als das.

Little Reminder

Es ist mehr als okay, wenn du...

ans Aufgeben
denkst

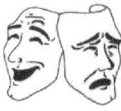

nicht alles positiv
siehst

Zeit für dich
brauchst

keine Nachrichten
beantwortest

weinst, fluchst
& alles infrage
stellst

Angst hast

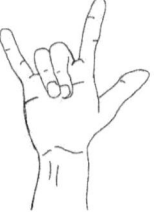

Resilienz

Manchmal, da würde ich gerne weinen,
bis die Tropfen vom Himmel fallen
und fluchen, dass nur meine Echos durch die meterhohen
Wände hallen.
Würde gerne schreien, dass sich die tief verankerten Bäume
samt ihrer Wurzeln biegen,
weil ich denke, ich könnte so meine in mir aufgestaute
Ambivalenz von Wut und Traurigkeit endlich
ein für allemal besiegen.
Partiell ist das vielleicht auch gar nicht verkehrt,
doch denke ich, dass diese Devise nicht sonderlich lange
währt.
Manchmal sind opportunere Eigenschaften Resilienz, Ruhe
und Gelassenheit, auch wenn ich es mehr als satt bin,
dieses ständige Leid.
Ja, ich darf schreien, weinen, fluchen und vieles mehr,
doch macht es alles andere nicht wirklich weniger schwer.
Also versuche ich ruhig in die Ferne zu sehen und so,
Schritt für Schritt, trotz all dem entgegenkommenden
Widerstand, meinen Weg weiter zu gehen.
Eben in meinem Tempo und manchmal auch ein paar Schritte
zurück, aber immer mit dem Ziel im Blick; dem wahren Glück.

Auch wenn ich bis jetzt aus allen mehr als brenzligen Situationen immer irgendwie halb verbrannt wieder rauskam, obwohl ich mit beiden Beinen eigentlich schon fest im Feuer stand, so ist es und wird es trotz allem, ganz egal von welcher Zeitspanne wir hier sprechen, immer irgendwie ein Tod auf Raten sein und auch bleiben. Wie eine endlose Treppe, an deren Ende die Nichtigkeit oder je nachdem wie man´s nimmt vielleicht auch der Neuanfang und die Erlösung stehen, und mit jeder Stufe, die man erklimmt, schnürt sich das Seil der Grausamkeit immer enger zu und nimmt einem immer mehr die Luft zum Atmen. Man wartet eigentlich nur darauf, bis es sich bis auf den letzten Millimeter zusammenzieht und einem das Atmen gänzlich verwehrt. Bei manchen zieht sich das Seil ganz schnell zusammen, kurz und schmerzlos sozusagen, und bei anderen nur ganz langsam, eben in Raten. In letzterem Szenario sehe ich mich zumindest wieder: Es gibt immer mehr Level und immer mehr Stufen, die ich erreiche beziehungsweise erklimme und doch wird mit jedem Schritt die Luft knapper und die Kraft geringer. Dazwischen kommt manchmal eine erfrischende Windböe herbeigeströmt und gibt mir für einen Moment wieder die Möglichkeit, meine Lunge mit etwas mehr Sauerstoff zu füllen und meine Gedanken kurz von denen ans Ersticken zu lösen. Dennoch legte sich bereits seit Stufe eins um alle um mich herum, denen ich wichtig bin, ein Schleier der Trauer, den sie seitdem stetig mit sich herumschleppen. Zwischendrin wird auch er vielleicht von Hoffnungsschimmern und dem Glauben gebrochen, doch schwebt er unausweichlich immer irgendwo mit und ist, in Anbetracht der Realität, kaum mehr wegzudenken.

Und ich selbst? Ich selbst wurde seit Stufe eins einfach nur immer weniger und immer leiser, obwohl ich eigentlich einfach nur schreien und meine Ängste und Gedanken am liebsten für einen Moment in andere hineinrütteln wollte. Irgendwie stirbt man nicht so leicht, aber unter Umständen auch ziemlich schnell. Zumindest ein Teil von einem. Ein großer, bedeutender Teil. Schneller als man möchte und mit jedem Tag ein wenig mehr. Und irgendwann ist man an dem Punkt, an dem man sich fragt, ob man nicht vielleicht in Wirklichkeit gar schon tot ist und nur die leere Hülle noch, in irgendeiner noch so geringen Form, der Definition von »Leben« gerecht wird.

Ganz unten, vor der ersten Stufe der schier endlosen Treppe, ruft das Leben, doch ich höre es inzwischen nur noch wie durch Watte, so dumpf und meilenweit weg, dass ich zweimal hinhorchen muss, ob es nicht bloß Einbildung war, das Leben gehört zu haben. Ich höre also nochmal hin, diesmal genauer und halte einen Augenblick die Luft an, um in der subtilen Stille auch ja nichts zu überhören- das Leben nicht zu überhören.

Nein, keine Einbildung, stelle ich fest.

Es ruft da unten. Wahrscheinlich ganz laut und in meinen Ohren gerade doch so leise. So leise, dass ich fast schon vergessen habe, wie es sich anhört, geschweige denn anfühlt. Wie es so ist, zu leben und das Leben zu lieben. Denn ja, der Schleier der Trauer hat auch mich eingenommen.

Ich bin traurig. Traurig, wie alles gekommen ist. Traurig, dass ich in dieser Situation seit Ewigkeiten feststecke und es schier kein Entkommen gibt und auch nie geben wird, ganz egal was ich tue und wie sehr ich mich bemühe. Traurig, dass alle um mich herum mit mir in dieser endlosen Warteschleife stecken und davon ebenfalls in Mitleidenschaft gezogen werden. Traurig, weil ich das Leben da unten doch so sehr vermisse und es mich vielleicht auch ein Stück weit vermisst, da es immerhin nach mir zu rufen scheint, auch wenn es in meinen Ohren noch so leise sein mag. Aber ja, ich weiß, ich habe die Treppe schon zu weit erklommen, als dass ich den Weg zurück nach unten noch antreten könnte. Das muss ich, wenn auch schweren Herzens, irgendwie lernen zu akzeptieren. Doch manchmal bauen sich vielleicht auch neue Treppen auf und es gibt einen Weg nach links oder rechts, Treppen, die zu anderen schönen Zielen führen, die vielleicht weder das pure Leben, noch den traurigen Tod bedeuten, sondern irgendwas dazwischen, was einen dennoch glücklich stimmen und Zeit, erfüllte Zeit, schenken kann. Und dann gibt es da ja auch noch die besagten Windböen, die einen immer wieder daran erinnern können, durchaus noch irgendwie am Leben zu sein und warum man daran einst so lange festgehalten hat. Für den Moment zumindest.

Ich weiß, dass auch diese Gefühle der Trauer, Wut, Verzweiflung und Hoffnungslosigkeit zum Großteil nur temporär sind, aber heute Abend, heute Abend nehme ich mir den Raum und die Zeit, um traurig zu sein. Um wütend zu sein, dass das Schicksal so unfassbar ungerecht sein kann. Um mein Leben zu betrauern und zu vermissen, das ich bis vor wenigen Jahren noch hatte und um Angst zu haben, was noch alles auf mich zukommen wird…und doch weiß ich, dass ich irgendwie noch ein Restfünkchen Kraft und Hoffnung finden werde, um weiterzumachen. Weil ich wunderbare Herzensmenschen an meiner Seite habe, die mich aufbauen, die für mich da sind und mir immer wieder neuen Mut zusprechen und mir Kraft geben...und aber vor allem, weil ich mich selbst nie im Stich lassen und weiter für mich und mein Leben kämpfen werde. Ich möchte doch eigentlich noch so viel erleben...Möchte meine damals groß-gesteckten Träume und Pläne verwirklichen sowie weiter über mich selbst hinauswachsen und im gleichen Atemzug das in mir wohnende, kleine Mädchen stolz machen.. Möchte die Seifenblasen nicht nur berühren, sondern auch in Taten umset-zen und die Lebensluft nicht nur häppchenweise einatmen, sondern auch in mir pulsieren spüren. Und ab morgen werde ich auch weiter dafür kämpfen. Trotzdem ist es okay, heute nicht mit allem klarzukommen, müde zu sein und ans Aufgeben zu denken. Es ist okay. Wichtig ist nur, immer wieder aufzustehen und an sein eigenes Happy-End zu glauben und sich Besenstrich für Besenstrich dahin zu kämpfen. Ich weiß, dass ich nie wieder gesund sein werde. Ich weiß, dass ich nie wieder »die Alte« sein werde, die ich vor der Krankheit war. Beides ist mehr als ausgeschlossen und schlichtweg unrealistisch, aber das ist auch okay so und kann ich akzeptieren, denn darum geht es auch gar nicht. So schlimm alles die letzten Jahre auch war und noch immer ist, so bin ich trotzdem unfassbar dankbar für bestimmte Dinge, die ich in dieser Zeit lernen durfte. Dankbar, für so so so viele tolle Menschen, die ich kennenlernen durfte, genauso wie für die besonderen Verbindungen zu manchen Menschen, die sich so entwickelt und gefestigt sowie an Tiefe gewonnen haben, wie ich es nie für möglich gehalten habe. Dankbar, für so viele Erkenntnisse, die sich mir offenbart haben. Für all die Werte, die ich seitdem mehr denn je in mir hege und vertrete. Für das Geschenk, die Welt mit anderen, dankbareren Augen sehen zu dürfen und die kleinen Dinge so immens zu schätzen zu wissen. Aber vor allem dankbar, für jeden noch so kleinen Moment »Leben« sowie wahrhaftigen Glückes. Ich muss nicht gesund werden, damit kann ich mich abfinden, aber ich möchte einfach wieder mehr Lebensqualität und Teil des Lebens sein, statt in dieser angsteinflößenden Zwischenwelt gefangen zu sein und das wahre, blühende Leben nur durch eine Scheibe zu sehen, die so beschlagen ist, dass mein Sichtfeld nahezu gänzlich getrübt ist.

Sonnenuntergang

Die Sonne geht unter
und verschwindet Stück für Stück vom Himmelszelt.
Für einen Augenblick steht sie still, meine eigene kleine Welt.
Ich halte inne und versuche zu reflektieren,
für was dies metaphorisch steht,
wenngleich die Welt sich im selben Atemzug unaufhaltsam
um mich herum weiterdreht.
Denn ja, die Sonne ist niedergesunken und hinter den Bergen
irgendwo in den Tiefen der Täler verschwunden.
Ihr Strahlen kurz erloschen
und durch das Schwarz der Nacht substituiert,
während stattdessen die Sternlein am Himmel funkeln
und in sich fluktuieren.
Aber morgen früh wird sie sich ausgeruht und mit vollem Glanze
wieder erheben, wieder aufgehen
und vielleicht kann auch ich dann wieder
neue Hoffnung sehen;
Kann vielleicht meinen Weg endlich ein Stückchen weitergehen,
statt mich unaufhörlich immer weiter in diesem endlosen Kreise
zu drehen.
Aber auch, wenn dies morgen nicht der Fall ist;
so ist doch nichtsdestotrotz stets gewiss:

Die Sonne geht jeden Tag wieder neu auf
und so nimmt auch das Leben immer wieder und immer weiter
seinen Lauf.
Jeder Tag ist also eine neue Chance auf Besserung,
auf Hoffnung, auf Glück,
auch wenn man immer mal wieder macht,
zwei drei Schritte zurück.
Es ist ein Prozess und ein leises
»morgen versuche ich es erneut«,
dann wird es vielleicht diesmal endlich klappen,
nur eben noch nicht unbedingt heut'.

Ja, ich weiß nicht, ob es dieses Happy-End für mich wirklich gibt und das Leben wäre auch nicht das Leben, würde es nicht auch Dramen geben, die nicht wie Märchen immer ein glückliches Ende haben. Aber selbst, wenn es dieses Ende nicht für mich gibt, kann ich damit leben. Ich kann mir nicht vorwerfen, dass ich es nicht wenigstens versucht hätte und die Welt mit »falschen« Augen gesehen habe. Ich will sagen können, dass ich alles gegeben und so viel rausgeholt habe, wie nur irgendwie möglich. Vielleicht sollte alles so kommen, wie es gekommen ist. Vielleicht. Das heißt bei Weitem nicht, dass ich es fair finde und meine Last geringer wird, aber vielleicht sollte ich diese Erfahrungen machen und diesen Weg gehen, um der Mensch zu werden, der ich heute bin. Denn ich glaube, dass alles aus einem bestimmten Grund passiert, auch wenn einem dieser oftmals verborgen und äußerst fragwürdig ist. Na ja und selbst wenn es für mich kein Morgen gäbe, so stelle ich mir doch gerade in Gedanken mein persönliches Happy-End vor, wie ich es mir nicht sehnlicher wünschen würde. Ein Ende, in dem ich befreit von all dem Leid bin; in dem ich aus tiefstem Herzen wieder lachen, tanzen und singen kann und einfach glücklich bin. Wo ich mich frei wie der Wind fühle und stark, als könnte ich Bäume ausreißen.

Wo ich nie wieder Schmerzen spüren muss und die Sonnenstrahlen durchgängig in meinem Gesicht spüre, die auch mein Inneres erwärmen. Wo der Himmel strahlend blau ist und nur ein paar Schmetterlinge die harmonische Farbsymbiose unterbrechen und mich begrüßen. Wo ich keine Angst vor Morgen haben muss und alle Menschen, die mir am Herzen liegen, durchgehend um mich herum haben kann, ohne auch nur einen Gedanken daran verschwenden zu müssen, dass es vielleicht die letzte Begegnung miteinander sein könnte, weil wohl möglich der Tod dazwischen grätschen wird. Ach wie schön das wäre…fast zu schön, um wahr zu sein…Aber ganz egal ob beziehungsweise wie, wo und wann das eines Tages Realität wird oder nicht, so hege ich diesen Traum und diese wärmende sowie trostspendende Vorstellung weiter in mir und werde bis dahin jeden Tag »leben«, als wäre es mein letzter und jeden noch so kleinen, schönen Moment dankend entgegennehmen und in meinem Herzen als einen kleinen, kostbaren Schatz einfangen.

Danke, für jeden Tag, den ich (noch) am Leben bin.

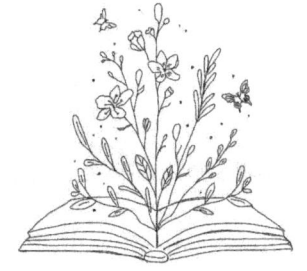

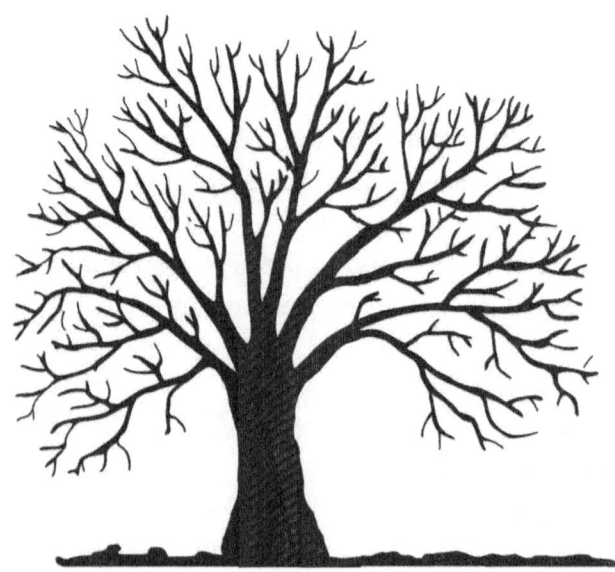

Yesterday
is history
Tomorrow
is a mystery
Today
is a gift.

That is why it is called the

Present

-Eleanor Roosevelt-

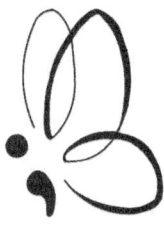

Ich denke ein Semikolon spiegelt mich und meine Situation der vergangenen Zeit ziemlich gut wider: Denn ich selbst, als Autorin meiner eigenen Lebensgeschichte, war und bin immer wieder an einem Punkt, wo ich den Satz und damit - im übertragenen Sinne- gleichsam auch mein Leben und das damit verbundene Leid beenden wollte. Nicht einmal. Nicht zweimal. Immer und immer wieder... und trotz allem habe ich es nicht getan, ich habe nicht quittiert, ich habe keinen Punkt gesetzt, auch wenn es sicherlich leichter gewesen wäre, sondern habe mich entschieden weiterzukämpfen und den Satz stattdessen mit einem Komma fortzuführen.

Denn nein, die Geschichte, meine Geschichte, ist noch nicht vorbei. Das darf sie noch nicht.

Es fehlen doch noch so viele Kapitel...

Hoffnung

Wenn es eine Sache gibt, die du dein Leben lang mit dir herumträgst, lass es **Hoffnung** sein.
Lass es die Hoffnung sein, dass gute Dinge auf ihrem Weg sind. Lass es die Hoffnung sein, dass du all die Herausforderungen und Tiefen deines Lebens meistern und stärker als vorher herausgehen wirst.
Lass es die Hoffnung sein, dass du auf dem richtigen Weg bist und alles eines Tages Sinn ergeben und du verstehen wirst, wieso damals alles genau so kommen musste.
Lass es die Hoffnung sein, dass am Ende alles gut wird.
Auch wenn alles verloren scheint, so ist die Hoffnung doch das, was ausnahmslos immer irgendwie übrig bleibt.

» Auch wenn das Leben hart ist,
gibt es Momente, die zu Tränen führen.
Momente, die man nicht vergisst, weil
sie das Herz zu sehr berühren.«

Eine wundervolle Freundin von mir, mit großem Talent, hat außerdem
einige schöne Zeilen festgehalten, die ich hier gerne noch teilen möchte
und tue.

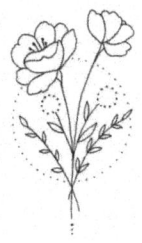

Vielleicht ergibt irgendwann alles
seinen Sinn.
Diese Schmerzen, dieses Leid.
Vielleicht wird es zum Gewinn.
Hoffentlich bald ist es dann soweit.

Wer weiß, vielleicht erfahrt ihr eines Tages wie es mit Antonia weitergeht und ob sie noch ihr persönliches, lang ersehntes Happy-End feiern tut und auf das Leben und die Wunder dessen anstößt. Vielleicht aber auch nicht. Vielleicht wird sie die Möglichkeit dafür nicht mehr bekommen.

Aber ganz egal, wie die Geschichte von Antonia weitergeht, so hat sie, trotz aller Meilensteine in ihrem Leben, den Sinn für Dankbarkeit und Wertschätzung nicht verloren - im Gegenteil. All die Geschehnisse haben sie zu dem Menschen gemacht, der sie heute ist und sind nunmal Teil einer einzigartigen Geschichte, die niemand geringeres, als das Leben selbst, geschrieben hat und ihr die Dankbarkeit für alle noch so vermeintlich kleinen Dinge im Leben näher gelegt haben, als jeder Reichtum der Welt es hätte tun können.

DANKSAGUNG

Eigentlich hatte ich hier eine ellenlange Danksagung vorbereitet, die, wie ich leider erst hinterher erfahren habe, aus mehreren Gründen leider nicht mit in die fertige Druckreihe übernommen werden konnte. Daher hoffe ich, dass alle Menschen, die in meiner eigentlichen Danksagung Nennung finden, inzwischen von mir persönlich die erste Auflage erhalten haben und diese(s) umso mehr behüten, da es nun eben etwas einzigartiges, nicht käufliches ist. Dennoch ist natürlich wirklich jedes einzelne Wort aus tiefstem Herzen so gemeint gewesen und ich möchte an der Stelle zusammengefasst nochmal jedem einzelnen danken, der mich auf meinem persönlichen Weg begleitet und für mich da ist. Das müssen nicht viele Menschen sein, sondern die richtigen und ich weiß jeden einzelnen davon mehr als zu schätzen. Ich weiß wirklich nicht, was ich ohne diese Unterstützung machen würde. Danke an der Stelle auch an jeden, der das Buch hier bis zum Schluss gelesen hat. Das bedeutet mir sehr viel.

Von Herzen - D A N K E -

Vor allem aber möchte ich nochmal betonen, dass ich zwar, wie ich es in dem Buch primär schildere, sehr schlechte und traumatische Ereignisse mit Krankenschwestern hatte, aber dafür auch umso schönere, die das komplette Gegenteil davon waren. Ohne einige dieser wundervollen Krankenschwestern, die ihren Job wirklich mit ganzem Herzen machen, hätte ich es niemals so weit geschafft. Für diese besonderen Begegnungen bin ich -nach all dem Horror zuvor- umso dankbarer. Dennoch ist das nicht selbstverständlich und es gibt eben auch eine andere Schattenseite davon, die ich damit hervorheben & dessen (mögliche) Auswirkungen ich aufzeigen wollte.

Denn...*Medical trauma is real!*

Danke an der Stelle auch an alle (zukünftigen) Ärzte und Pflegekräfte, die es besser machen wollen und werden und das Patientenwohl an oberste Stelle setzen und gleichsam die Würde des Menschen achten. Ich weiß, es ist alles aber kein einfacher Job und ihr verdient wesentlich mehr Anerkennung und Wertschätzung, aber auch wenn die Patienten selber euch das in dem Sinne leider nicht geben können, ist von Herzen kommende Dankbarkeit vonseiten der Patienten vielleicht auch schon einiges Wert.

>> Dankbarkeit ist das Gedächtnis

des Herzens. <<

(-Massillon)

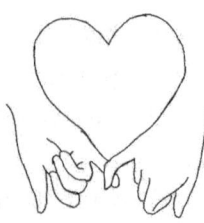

„Freunde sind wie Sterne,

du kannst sie nicht immer

sehen,

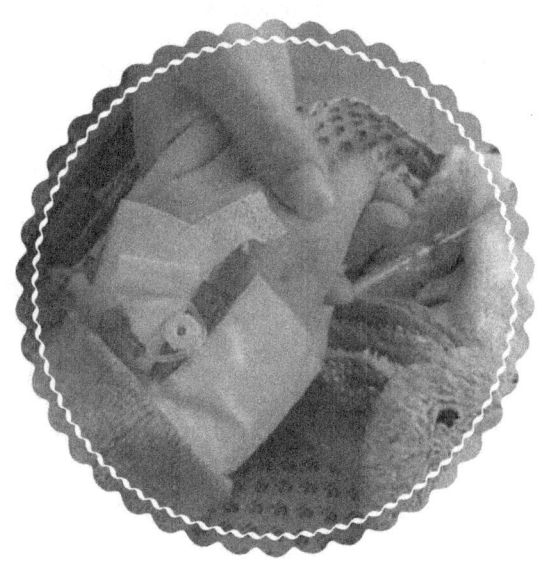

aber sie sind immer da." ♡

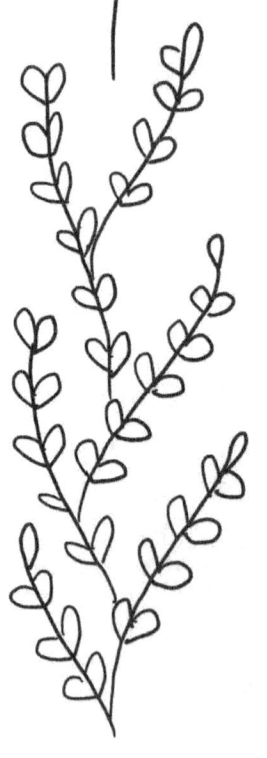

„PS: Ich lebe noch", ist der Titel meines Buches und ich denke nahezu jeder, der dieses Buch hier lesen wird, wird mit genau diesem Titel eine eigene, einzigartige und besondere Geschichte verbinden. Ich persönlich habe mich für diesen Titel entschieden, weil es ein „Hey, sieh mal: ich bin trotz allem noch hier" ausdrücken soll. Denn jeder, der mich persönlich kennt oder erzählt bekommt, was ich die letzten Jahre alles durchgestanden habe, kann oft kaum glauben, dass ich noch nicht unter der Erde bin. Und das kann ich oft selbst kaum, denn es war nicht nur einmal mehr als knapp und doch bin ich noch hier, was mehr als an ein Wunder grenzt. Trotz allem oder gerade deshalb.

>>Kranke Herzen sehen den
morgigen Himmel ,

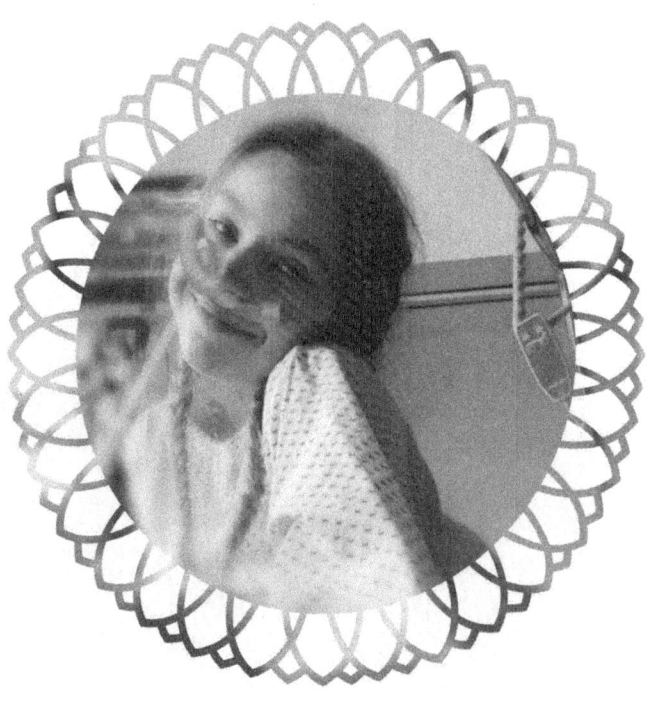

da sie darum kämpfen
müssen.<<

(-Unbekannt)

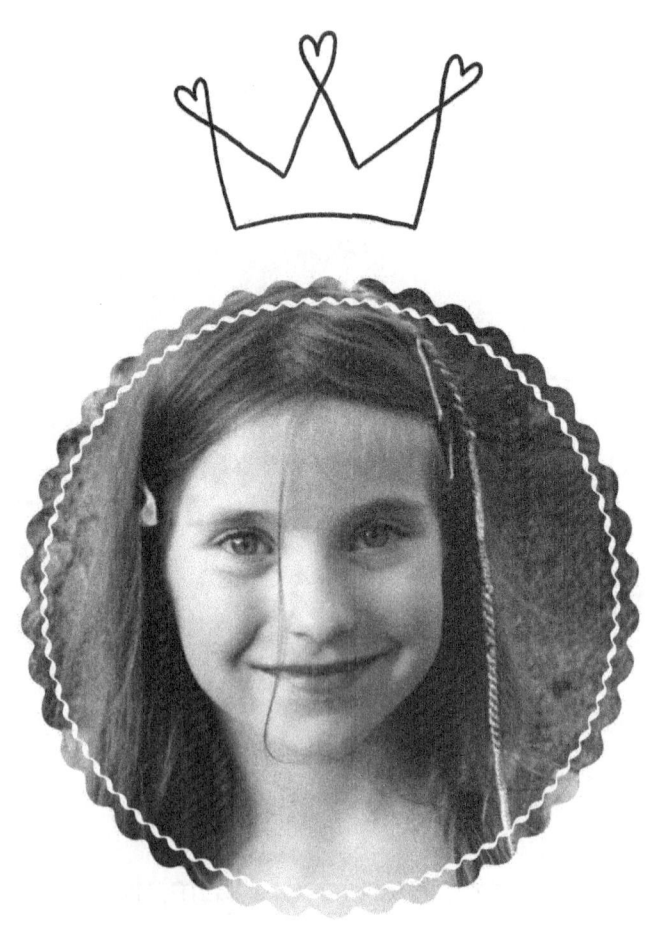

Ich bin unglaublich stolz auf dich.

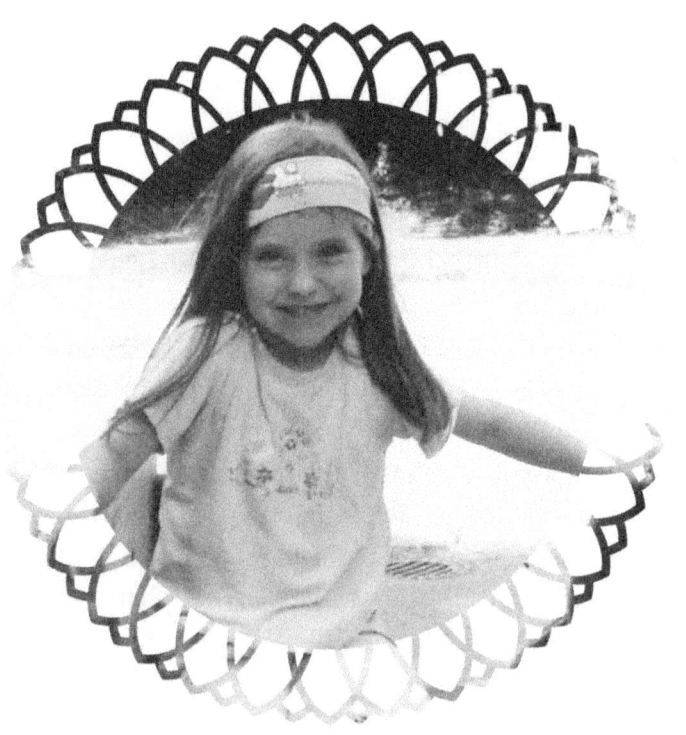

In Liebe, dein kleines Ich ♡

Danke

an alle, die bis hierhin gelesen haben.
Das bedeutet mir unglaublich viel.

Ich weiß, es ist durchaus kein klassisches Buch, in
dem man bis zum Ende mitfiebert und den
Ausgang kaum erwarten kann. Liegt vielleicht
auch daran, dass Antonia´s Ende schließlich auch
noch nicht wirklich geschrieben ist und es sich hier
um keine romantische Liebesgeschichte handelt,
die eine krönende Hochzeit erfährt, sondern stattdessen um eine Geschichte, die das Leben selbst
geschrieben hat und die man so - hätte man die
Wahl- wohl nie freiwillig schreiben würde.
Zumindest nicht, wenn es gleichsam die eigene
Realität bedeuten würde. Verständlich.
Dennoch fühle ich mich, nachdem ich einige meiner Gedanken in Antonia widerspiegeln und nach
außen tragen konnte, um einiges leichter sowie
befreiter und mein subjektiver Gewinn, den ich

hieraus ziehe, ist für mich schon Genugtuung und Wert genug.

Trotzdem hoffe ich natürlich, dem ein oder anderen, der sich gerade vielleicht in einer ähnlichen Situation befindet und/oder eine schwere Zeit durchmacht, gezeigt haben zu können, dass man durchaus (ver-)zweifeln und ans Aufgeben denken darf. Das hier sollte bei Weitem kein neunmalkluger Ratgeber werden, wie man mit Friede, Freude, Eierkuchen durch das (wahre) Leben geht, immer positiv denkt und im gleichen Atemzug das Gefühl hat Hulk zu sein, der unbesiegbar und unverwüstbar ist. Im Gegenteil. Denn ja, das Leben ist manchmal einfach wirklich unsagbar hart und man bleibt regungslos am Boden liegen, mit dem Gedanken, wie man jemals wieder aufstehen soll. Und man muss sich auch dann nicht stark und unbesiegbar fühlen, als könnte man Bäume ausreißen oder alles und jenen bezwingen.

Aber ich bin dennoch der festen Überzeugung, dass sich alles irgendwann in irgendeiner Art und Weise auszahlen wird und es nie sinnlos ist, für sich und sein Leben zu kämpfen. Sucht euch kleine Kraft- und Hoffnungsquellen und kämpft euch von Tag zu Tag. Schritt für Schritt, ganz im eigenen Tempo. Jeder noch so kleine Fortschritt zählt und solange ihr an euch selbst glaubt, habt ihr die Hälfte vom Aufstieg des Berges sicher.

Denkt daran: auch die Schildkröte kommt irgendwann am Ziel an. Vielleicht später als alle anderen, aber das zählt nicht.

In dem Sinne: viel Kraft und viel Durchhaltevermögen an jeden, der es gerade braucht. <3

Und merkt euch:

Niemand kämpft alleine.

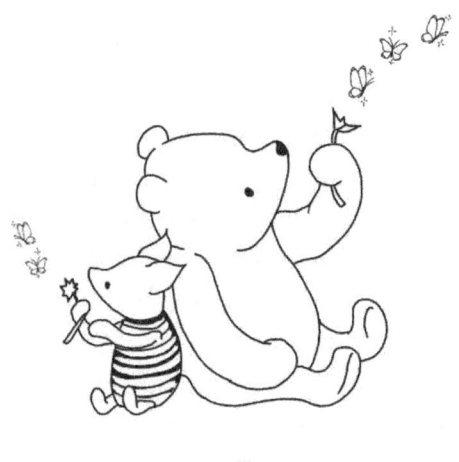

❦ ♡ ❦

»There is something you must always remember…

You are **braver** than you believe,

stronger than you seem

and **smarter** than you think.«

-Winnie the Pooh-

Bundesverband Herzkranke Kinder

(BVHK)

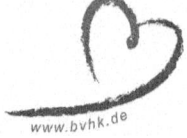

www.bvhk.de

Der Bundesverband Herzkranke
Kinder e.V. hilft herzkranken Kindern und ihren
Familien, steht diesen bei und versucht, solch
belastende Situationen, etwas einfacher zu
machen. Er möchte Kindern zu helfen, besser mit
ihrem »Schicksal« umzugehen lernen und im gleichen Atemzug deren Angehörigen mit Rat und Tat
zur Seite zu stehen. Es geht ums Informieren, ums
Aufklären, ums Beistehen, um Integration, um
Austausch, aber auch um Freude und Spaß am
Leben mit gewissen Einschränkungen. Der BVHK
schließt sich aus 27 Elterninitiativen und einigen
Regionalgruppen zusammen und wird ehrenamt-
lich geführt und weitestgehend von Spenden
finanziert. Das heißt alle Menschen, die dort mit-
wirken, stecken unglaublich viel Engagement in
ihre Arbeit und das verdient finde ich unglaublich
viel Anerkennung und Wertschätzung.

Spendenkonto:
Sparkasse Aachen:
IBAN: DE93 3905 0000 0046 0106 66
BIC: AACSDE33

Quelle: https://bvhk.de/ueber-uns/   www.bvhk.de/www.herzklick.de

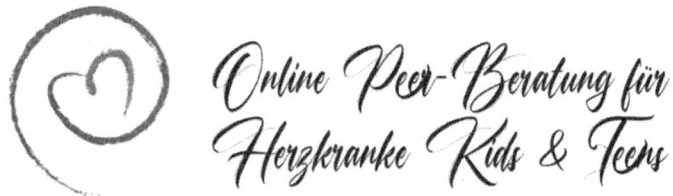

Online Peer-Beratung für Herzkranke Kids & Teens

Hast du vielleicht selbst einen Herzfehler oder eine Herzerkrankung und kennst Momente der Angst, Verzweiflung und Frustration zu gut, fühlst dich aber gleichzeitig von Eltern, Freunden und Co. nicht richtig verstanden?
Fühlst dich vielleicht gar alleine und würdest dich gerne mit anderen Betroffenen austauschen, die einem Verständnis auf einer ganz anderen Basis entgegenbringen können?

Dann melde dich doch gerne bei den Peers. Diese sind eine Gruppe von jungen Erwachsenen, die alle einen angeborenen Herzfehler haben. Sie kennen aus eigener Hand, was sämtliche Ängste und Sorgen bedeuten und wie man sie dennoch überwinden kann.
Über das Online-Portal, kannst du kostenlos, anonym und absolut vertraulich Kontakt aufnehmen und deine Last ein Stück weit mit anderen teilen.
Wenn du also das Gefühl hast, mit deinen Ängsten und Sorgen alleine zu sein, kannst du dich gerne jederzeit anmelden!

www.bvhk.de/Peerberatung

Kontakt

- Tel.: 0241-912332
- info@bvhk.de www.bvhk.de
- www.herzklick.de
- facebook.com/herzkranke.kinder
- youtube.com/bvhkde
- www.instagram.com/bvhk.de

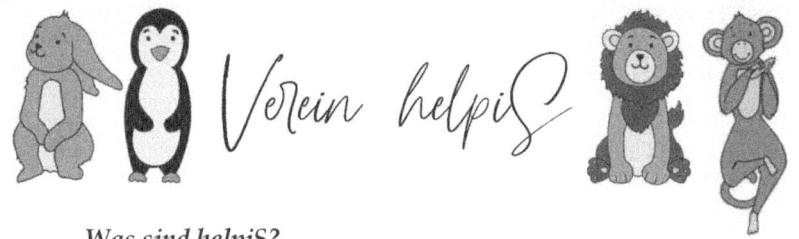

Was sind helpiS?

Die helpiS sind persönliche, nicht übertragbare, waschbare Stofftiere, die durch die Netzhülle am Rücken Infusionen, Bluttransfusionen oder andere Medikamente vor Kinderaugen verdecken; jedoch für das Pflegepersonal leicht einsehbar und die Infusionen durch das Design auch gut erreichbar sind.

Hilf uns, kranke Kinder, die eine Infusion oder Therapie benötigen, zu trösten und spende! Wir können so die helpiS den Kindern in Krankenhäusern, in Reha-Kliniken oder in einer Klinik Deiner Wahl schenken.

Wie kannst du helfen?

Werde Gönner von helpiS
PC-Konto 15-603304-2
IBAN CH94 0900 0000
1560 3304 2

Verein helpiS
Widen 5
CH-9473 Gams

Quelle: https://www.helpis.ch

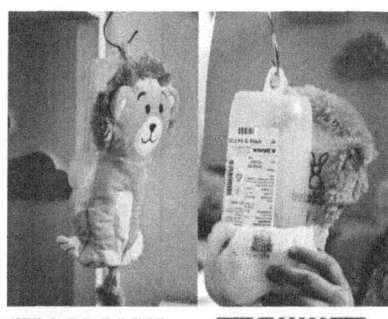

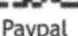
Paypal

helpis.ch

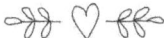

Meine Lieblingsvertrauensperson hatte mich darauf hingewiesen, dass es vielleicht schön wäre, wenn man mir, als »Betroffene«, auf irgendeine Weise schreiben könnte, drum habe ich mir überlegt eine E-Mail-Adresse nur dafür einzurichten, an die man mir gerne jederzeit gerne schreiben kann.
Eine Möglichkeit, aber natürlich kein Muss.

psichlebenoch@t-online.de

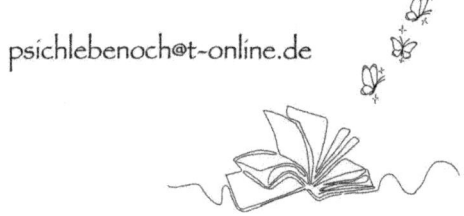

Das Leben ist schön,

auch wenn es vergeht.

In Erinnerung an

Ramona

Aus bisher unerklärlichen Gründen, bist du nach deiner eigentlich gut verlaufenen Herz-OP von uns gegangen. Ein trauriges, unfaires und vor allem unverständliches Beispiel dafür, dass der Tod immer irgendwo über einem wacht und man manchmal nur machtlos zusehen kann. Liebe Ramona, du bist nichtsdestotrotz in unseren Gedanken und wirst es auch weiter bleiben.

„Wir haben Dich nicht verloren, du bist nur vorausgegangen."

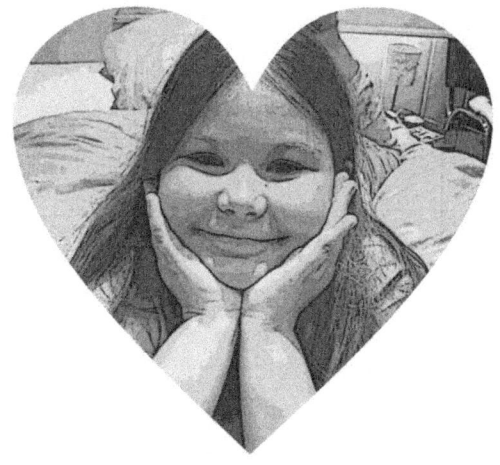

ENDE